ESSAI

SUR LA

HERNIE LOMBAIRE

PAR

Leonida ROMASCU

DOCTEUR EN MÉDECINE DE LA FACULTÉ DE PARIS

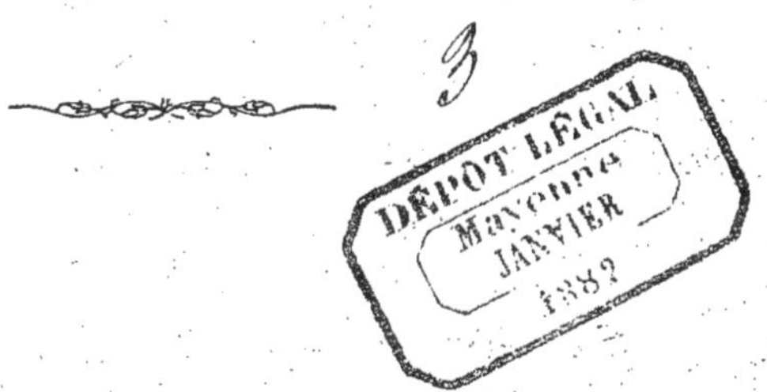

PARIS

ALPHONSE DERENNE

Boulevard Saint-Michel, 52

1881

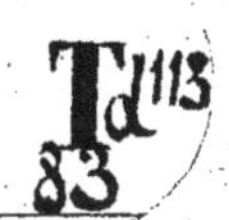

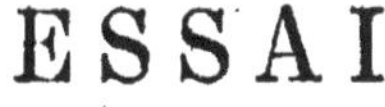

ESSAI

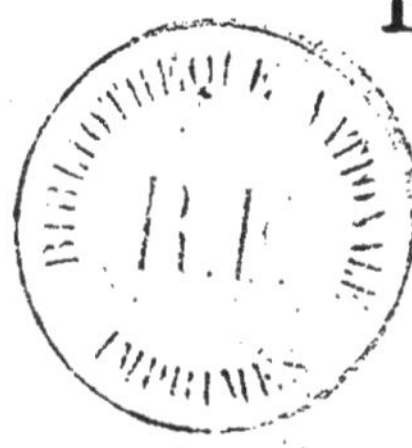

SUR LA

HERNIE LOMBAIRE

PAR

Leonida ROMASCU

DOCTEUR EN MÉDECINE DE LA FACULTÉ DE PARIS

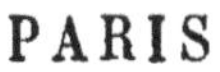

PARIS

ALPHONSE DERENNE

Boulevard Saint-Michel, 52

1881

A LA MÉMOIRE

DE MON FRÈRE CONSTANTIN

Regrets éternels.

A MA MÈRE ET A MON PÈRE

A MES FRÈRES ET SOEURS

A MES AMIS

A MON PRÉSIDENT DE THÈSE

M. LE PROFESSEUR TRÉLAT

Membre de l'Académie de médecine.

A MES MAITRES

DE LA FACULTÉ DE PARIS

A MES MAITRES

DE LA FACULTÉ DE BUCHAREST

A M. LE DOCTEUR DAVILA

Inspecteur général du service sanitaire de l'armée roumaine,
Professeur de chimie à la Faculté de médecine de Bucharest,
Membre du conseil supérieur de l'Instruction publique,
Chevalier de la Légion d'honneur,
Grand officier de l'Étoile de Roumanie et de plusieurs ordres étrangers, etc.

A M. LE DOCTEUR THÉODORI

Professeur de pathologie générale à la Faculté de médecine de Bucharest,
Médecin principal de l'armée roumaine,
Commandeur de l'Étoile de Roumanie, etc.

ESSAI SUR LA HERNIE LOMBAIRE

INTRODUCTION

Nous avons eu l'occasion cette année-ci d'observer, dans le service de M. le professeur Gosselin, un cas de hernie lombaire.

Nous avons assisté à la leçon que cet illustre maître a faite sur ce sujet.

Nous avons cherché à réunir les différentes observations qui existent dans la science ; nous les avons étudiées et nous avons tâché de faire, avec les données, des chapitres spéciaux contenant les principales causes, les symptômes, le diagnostic, etc.

Le travail qu'a publié M. Larrey, en 1869, nous a été d'une très grande utilité ; on y trouve relatées les observations de hernies lombaires publiées depuis 1672 jusqu'à nos jours. Nous avons fait également des emprunts à la clinique de M. le professeur Gosselin, publiée par M. Assaky, interne du service, dans la *Gazette médicale de Paris,* du 5 mars 1881 ; nous avons consulté avec fruit les travaux inauguraux de MM. Billetou et Rigodin et le remarquable chapitre que consacre à ce sujet M. le professeur Duplay dans son *Traité de Pathologie externe.*

Nous avons aussi lu le travail que M. Braun a publié en 1879, dans les *Archives de Langenbech* et nous y avons puisé les différentes indications bibliographiques, relatives aux publications qui ont été faites en Allemagne sur la hernie lombaire.

Nous avons essayé en somme de présenter dans une vue d'ensemble, les matériaux puisés dans les différents auteurs et de faciliter ainsi la voie à ceux qui voudraient faire une étude approfondie sur ce sujet.

HISTORIQUE

Cette variété de hernie abdominale est généralement connue sous le nom de hernie lombaire ou de J. L. Petit ; or, il résulte des recherches auxquelles s'est livré M. Larrey qu'avant J. L. Petit un certain nombre d'auteurs avaient déjà observé la hernie lombaire, et qu'ils en avaient décrit les caractères.

Paul Barbette (1) indique le premier la région du flanc comme pouvant donner lieu à la formation d'une hernie.

Renaulme de Lagarenne (2) (1726) dit dans un passage de son Essai des hernies : « Dolée parle d'une espèce qu'il nomme lombaire, dont il donne la situation entre les dernières des fausses côtes et la crête de l'os des îles, arrivée par la division des fibres du muscle oblique et du muscle transverse. Elle paraît si singulière que l'on pourrait douter qu'elle eût jamais existé sans plaie que lui précédée ». Dolée précise donc, on le voit, la situation et les conditions anatomo-pathologiques nécessaires à la production de cette hernie.

Plus tard Garengeot (3) 1731 donne l'observation d'une hernie lombaire consécutive à un faux pas ; il indique très

1. Paul Barbette, *opera chirurgica-anatomica*, Lugd. Batav. 1672. t. 1, p. 26.

2. Renaulme de Lagarenne. *Essai d'un traité de hernies*, nommées descentes, et publié en 1726, comme traduction d'une thèse latine, 1721.

3. *Traité des opérations de chirurgie*, tome 1er, 1731. p. 369.

nettement le siège de la tumeur et la réduction par le taxis post-mortem.

Ravaton (1) (1750) rapporte un cas de hernie lombaire, présentant tous les signes d'une hernie devenue irréductible et qu'il fut contraint d'opérer.

Lachausse (2) rapporte l'observation d'un perruquier, atteint de deux hernies lombaires « *lateraliter vero, versus regiones lombares, duo alii tumores magis notabiles conspectui, sese sisterunt.* »

Balin (3) (1768) dit que la hernie lombaire peut survenir entre la dernière fausse côte et la crête de l'os des îles, à l'endroit où le muscle oblique externe n'est attaché que par un tissu cellulaire. — Barbette est le seul que je sache qui paraisse l'avoir connue. L'expérience, dit cet auteur, m'a appris que le péritoine peut se rompre aussi à la partie postérieure vers le dos et y former hernie.

En 1874, Plenck (4) définit dans son *Traité de chirurgie pratique* la hernie lombaire : une tumeur située au niveau des lombes et contenant un viscère ; mais déclare ne connaître qu'un seul cas de hernie de ce genre, dans lequel l'organe hernié était le rein.

J. L. Petit (5) (1783) parle dans son traité d'une femme

1. Ravaton. *Traité des plaies d'armes à feu*, 1750, p. 247.

2. Lachausse, dans une dissertation intitulée *de Hernia ventrali* de la collection des thèses médico-chirurgicales de Haller, vol. III, 1759.

3. Balin, chirurgien aux armées : *L'art de guérir les hernies*, 1768.

4. Joseph-Jacob Plenck. Lehrsatze der praktischen Wund artyneywisseuschast. Wien 1774, 1re partie, page 245.

5. J. L. Petit. *Traité des maladies chirurgicales*, t. II. 1783 p. 257 OEuvres posthumes).

atteinte d'une hernie lombaire étranglée : il avoue n'avoir pas observé des hernies de cette espèce, il fixe, à propos de cette observation sur laquelle il promet de revenir et qui reste incomplète, le point de la paroi abdominale où se forme cette hernie.

Après lui, Cartier de Lyon (1) (1802) paraît être le premier auteur qui donne le nom de hernie de J. L. Petit à la hernie lombaire, lorsqu'il dit :

« J'ai eu l'occasion de voir la hernie observée par J. L. Petit sur les parties latérales du ventre, c'est-à-dire dans l'espace compris entre le bord du grand oblique et celui du grand dorsal ; le muscle grand oblique ne se terminant pas toujours postérieurement au niveau du grand dorsal, laisse un espace affaibli par lequel les parties peuvent facilement s'échapper. »

Après cet auteur nous ne trouvons que quelques observations incomplètes publiées par Lassus (2), Pelletan (3), et Richerand (4).

Il faut arriver à Delpech (5) (1816) pour trouver à propos des hernies abdominales qui ont lieu à la faveur d'éraillement des fibres aponévrotiques du musculaire de l'enceinte du bas-ventre, des considérations anatomiques et cliniques sur l'évolution des hernies lombaires.

1. Cartier (de Lyon). *Précis d'observations de chirurgie faites à l'Hôtel-Dieu de Lyon*, 1802, p. 147.

2. Lassus. *Pathologie chirurgicale*, tom. II, 1806, p. 80.

3. Pelletan. *Cliniques chirurgicales*, tom. III, 1810, p. 6.

4. Richerand. *Nosographie chirurgicale*, tom. III, 4me édition, 1821, p. 308.

5. Delpech. *Précis des maladies chirurgicales*, tom. II, 1816.

En 1819 M. le professeur Jules Cloquet (1) publie une observation assez complète (n° VI dans notre thèse) d'une hernie lombaire irréductible.

Boyer (2), Jalade Lafond (3), Beaumont (4), (de Lyon), Jobert (5) (de Lamballe), Velpeau (6) n'ajoutent rien dans leurs descriptions sur la hernie lombaire. Ils reproduisent l'observation incomplète de J. L. Petit, et admettent que cet auteur avait décrit le premier la hernie lombaire.

En 1832, un auteur allemand Seiler (7) parle à peine de la hernie lombaire à propos des hernies dorsales et déclare n'en connaître que deux exemples.

En 1866, M. Grymfeltt (8), professeur agrégé à la faculté de Montpellier, alors interne de M. le professeur Bouisson, donne, à propos d'une observation recueillie dans le service, une étude approfondie de la partie anatomique de la question.

M. le professeur Hardy (9) présente à l'Académie en

1. Jules Cloquet. *Recherches sur les causes et l'anatomie des hernies abdominales*, 1819, p. 4, 5, 6.

2. Boyer. *Traité des maladies chirurgicales*, tom. VI, 1822, p. 327.

3. Jalade Lafond. *Considérations sur les hernies abdominales et les bandages herniaires*, 1re partie, 1822.

4. Beaumont. *Notice sur les hernies*, 1827.

5. Jobert. *Traité des maladies chirurgicales du canal intestinal*, tom. II, 1829.

6. Velpeau. *Traité de médecine opératoire*, tom. II, 1832.

7. Seiler *in Rust. Thedretisch praktisches Haudbuch der chirurgie hernia dorsalis*, 1832, vol. VIII, p. 521.

8. Grymfelt. Quelques mots sur la hernie lombaire, publiés en 1866 dans Montpellier médical, tom. XVI.

9. Hardy. *Annales de l'Académie de médecine*, séance 2 mars 1869.

1869 une observation des plus intéressantes qui fut le point de départ d'un travail de M. Larrey (1) sur le même sujet.

Signalons aussi la thèse de M. Billetou soutenue à la faculté de Paris, 1869, intitulée : *la hernie lombaire.*

En 1872, M. le Dr Rigodin, dans sa thèse sur la hernie lombaire, ajoute deux observations nouvelles : la première observation de M. le professeur Duplay, à la Pitié, la deuxième de M. le professeur Broca à l'Hôpital des cliniques.

M. H. Braun, chirurgien allemand, publie (dans *Archiv für clinische, chirurgie de Berlin,* tome XXIV, p. 201, 1879), un article intitulé : *die hernia lombalis,* dans lequel il fait une courte analyse de tous les cas de hernie lombaire observés en France par les différents auteurs, et signale en même temps quelques faits observés par lui et par d'autres praticiens en Allemagne.

Enfin M. le professeur Duplay est le seul parmi les auteurs classiques qui, dans son *Traité de pathologie externe,* donne une bonne description de la hernie lombaire, et fait rentrer cette variété de hernies dans l'ordre nosographique.

Nous ferons remarquer en terminant que cette hernie a été appelée à tort hernie de J. L. Petit, elle avait été signalée avant lui par plusieurs auteurs que nous venons de passer en revue. Ses caractères anatomiques avaient été tracés avant lui, et ce n'est que par une confusion due à Cartier que la description lui en a été attribuée.

1. Larrey. *Recherches et observations sur la hernie lombaire* 1869. *Bulletin de l'Académie de médecine,* 9 mars, 1869.

M. Huguier (1) propose de l'appeler sus-iliaque, M. Larrey, inter-costo-iliaque, M. Billetou, hernie triangulaire.

Nous, nous prévalant de l'usage, nous conserverons la dénomination de hernie lombaire ou de J. L. Petit, tout en spécifiant que cette dénomination est plutôt en rapport avec le siège de la hernie qu'avec la description.

1. *In Bulletin de l'Académie de médecine*, mars 1869.

ÉTIOLOGIE ET MÉCANISME

Sans parler des dispositions anatomiques normales comme causes prédisposantes par excellence, sur lesquelles nous reviendrons dans le chapitre de l'anatomie pathologique de cette hernie, il est un certain nombre d'autres causes qui prédisposent à la formation de cette hernie, les unes générales agissent sur la totalité des parois de la cavité abdominale, d'autres ont une action plus localisée.

Parmi les premières il faut compter d'abord l'hérédité qui, suivant Malgaigne, est une des plus puissantes influences dans les hernies abdominales antérieures ; dans la hernie lombaire joue-t-elle un rôle actif ? Probablement. Basset cite l'observation d'un jeune homme qui portait depuis son enfance une hernie lombaire développée, sans doute, sous l'influence de l'hérédité. Le jeune homme appartient à une famille de hernieux.

La grossesse, grâce aux modifications qu'elle imprime aux parois ventrales, compte parmi les causes prédisposantes d'une certaine importance. Linhart (1) croit que cette cause agit le plus souvent.

Ravaton rapporte l'observation d'une hernie ventrale lombaire chez une femme enceinte se manifestant par une tumeur dans la région lombaire gauche, accompagnée de fièvre, de vomissements qui le décidèrent à intervenir d'une façon active.

1. Linhart W. (Varlesungen über Muterbeibs-hernien, 1864, p. 86 et 87.

J. L. Petit cite une observation d'une femme qui portait en arrière du flanc gauche une tumeur survenue à la suite d'une grossesse, réductible, du volume de la tête d'un enfant, et qui un jour donna lieu à des accidents d'étranglement.

L'ascite, en distendant outre mesure les parois abdominales, peut jouer le même rôle dans la production de la hernie que la grossesse, et comme cette dernière être une cause prédisposant à la hernie. « M. Rigodin dans sa thèse parle d'une fille morte à l'hôpital de la Salpêtrière d'ue hydropisie des ovaires, et dit qu'en disséquant on a trouvé, que la présence du liquide avait occasionné dans les muscles transverse et petit oblique une distension et une atonie si considérables, que les téguments et le grand oblique enlevés, il trouva dans l'étendue du ventre six à sept petites hernies ventrales, qui s'étaient formées dans l'écartement des fibres musculaires de ces muscles. »

Nous croyons qu'à côté de cette cause mécanique de distension on peut ajouter l'amaigrissement et la cachexie qui sont habituelles dans l'hydropisie abdominale prolongée.

L'obésité enfin paraît, ainsi que c'est le cas de M. Marmisse, de Bordeaux, prédisposer à la formation de cette variété de hernie, en écartant par l'agglomération des pelotons adipeux les faisceaux des fibres aponévrotiques et musculaires des parois abdominales, rendant ainsi des points faibles qui ne peuvent pas résister à la pression intra-abdominale des viscères et facilitent ainsi la production des hernies. — Dans l'observation de M. Marmisse, il s'agit d'une femme âgée de 62 ans, très obèse, qui portait entre la crête de l'os iliaque et la fausse côte une hernie intestinale atteignant le volume d'une tête d'un enfant à terme.

D'autres fois la cause perturbatrice engendre un affaiblissement local de la paroi abdominale, au lieu même de l'application de la force.

Il suffit, en effet, qu'un traumatisme ayant son point d'application dans l'aire du triangle de J. L. Petit diminue la résistance locale des parties, pour que l'on voie en cet endroit même l'intestin ou l'épiploon ou les deux obéissant à la pression intra-abdominale, s'engager à travers ce point affaibli et venir faire saillie sous la peau, présentant en ce point les caractères généraux d'une entérocèle, épiplocèle ou entéro-épiplocèle.

C'est ainsi que Nélaton a vu se développer à la suite d'un violent choc d'un tampon de wagon, une tumeur présentant tous les caractères d'une hernie lombaire et qu'il traita comme telle.

Chappelain cite l'observation d'un homme qui fut atteint d'une hernie lombaire à la suite d'une contusion dans le flanc droit par le timon d'une charrette. Birkett (1) range les contusions parmi les causes les plus fréquentes.

Dans l'observation de Grimfeltt il s'agit d'un malade qui vit se développer à la suite d'un coup de poing, reçu dans la région lombaire, une hernie présumée entéro-épiploïque.

Schraube (2) cite l'observation d'un maçon qui en se cognant contre une pierre dans la région lombaire gauche,

1. Birkett, *in system of. Surgery de Holmes* Londres, 1864.

2. Schraube, *Eine Seltine hernie*, *Preussische medicolzeitung* 1863 n° 34. S. 265.

vit se développer quelques heures après une tumeur dans l'endroit frappé, de la grosseur d'un poing, et que Schraube diagnostiqua une hernie lombaire, produite par la déchirure de l'aponévrose ou du muscle de la région, sans que la peau présentât autre chose qu'une légère érosion.

D'autres fois, le traumatisme ne paraît agir qu'indirectement, car ce sont bien plutôt les suites prochaines ou éloignées que présente le point de départ de la formation de cette variété de hernie ; que le traumatisme soit suivi d'une suppuration ou simplement d'une solution de continuité qui laisse à sa place une cicatrice, il n'en arrive pas moins que dans cet endroit de la cavité abdominale le tissu résistant, élastique de la paroi musculaire se trouve remplacé par un tissu fibreux cicatriciel d'une résistance beaucoup moindre qui se laisse déprimer et permettra l'issue de l'intestin à ce niveau.

La Nosographie de Richerand contient un exemple d'une hernie lombaire sous-cicatricielle développée dix-huit mois après la cicatrisation.

M. Larrey cite l'observation d'un sous-lieutenant de la marine qui vit se former une hernie lombaire un an après une plaie en séton de la paroi abdominale intéressant en arrière la région lombaire.

M. le professeur Duplay (1) cite un cas de hernie lombaire gauche chez une femme, âgée de 68 ans, qui avait présenté à l'âge de 8 ans un abcès lombaire consécutif à une contusion. M. Campbell (2) cite un cas de

1. Duplay. *Traité de pathologie externe*, t. VI. p. 270.

2. Campbell. *Case of. lumbar hernia, the New-York medical journal.* 1874. Vol. XIX. p. 185.

hernie lombaire développée à la suite d'un abcès (par traumatisme) un mois après la cicatrisation.

L'observation de Braun (1) contient l'histoire d'un homme qui eut d'abord des abcès dans les deux lombes et une ciphose au niveau de la dixième vertèbre dorsale ; quelque temps après il s'aperçut de la présence d'une tumeur grosse comme un œuf de pigeon située dans la région lombaire gauche.

Il est enfin une autre grande catégorie de causes dans lesquelles l'accident est suivi à brève échéance de la formation de cette variété de hernie dans laquelle, à part la disposition anatomique sur laquelle nous avons insisté, dans le chapitre de l'anatomie pathologique, on ne trouve aucune cause d'affaiblissement local ; c'est ainsi que les auteurs ont mentionné un certain nombre de hernies survenues à la suite d'un seul effort. J. Cloquet cite le cas d'un homme qui eut une hernie lombaire à la suite d'un violent effort pour soulever un matelas.

M. le professeur Hardy signale le cas d'une femme qui éprouva à la suite de violents efforts de défécation une douleur dans le flanc gauche accompagnée de craquements et suivie de la formation d'une hernie lombaire.

Garengeot cite l'observation d'une femme qui, à la suite d'un faux pas, eut une douleur entre la crête de l'os des îles et les cartilages des fausses côtes droites, douleur suivie de la formation d'une hernie à ce niveau.

On trouve, en outre, dans Deseault la relation d'une

1. Braun. *Die hernia lumbalis. Arch. fur klinische chirurgie.* 1879. p. 223.

hernie ventrale de la partie externe de la région ombilicale produite par une chute d'un quatrième étage.

Decaisne raconte l'histoire d'un enfant de six ans tombé d'une hauteur de trente pieds et chez lequel s'était produite instantanément à gauche une hernie lombaire de la grosseur d'un œuf.

Verdier cite un cas de hernie lombo-abdominale survenue chez un homme à la suite d'une chute violente sur le flanc droit.

Rigodin cite un cas de hernie lombaire gauche chez un homme âgé de 78 ans consécutive à une chute qu'il a faite en descendant l'escalier de sa maison sur l'angle d'une marche. Il sentit de vives douleurs à l'endroit frappé, et le lendemain matin, le malade sentit avec sa main, une petite tumeur à l'endroit même qui avait porté dans la chute.

Enfin disons en terminant, avec cette série de causes qui produisent la hernie lombaire, que, malgré cette prédisposition anatomique normale, plus de la moitié des cas qui existent dans la science sont produits par le traumatisme.

ANATOMIE PATHOLOGIQUE

Avant d'entrer dans l'étude de l'anatomie pathologique proprement dite de la hernie lombaire, nous rappellerons en quelques mots les dispositions anatomiques de la région lombaire qui favorisent en un si haut point la production de cette hernie.

La paroi abdominale postérieure présente au niveau des lombes une petite région triangulaire limitée en dehors par le grand oblique, en dedans, par le grand dorsal, et en bas par la crête de l'os iliaque, région connue sous le nom de triangle de J. L. Petit.

M. Grymfeltt a fait une étude approfondie de l'anatomie topographique de la région. Nous ne saurions mieux faire que de citer les passages suivants de son travail.

Quels sont les divers plans anatomiques qui entrent dans la composition de cette région ; quel est le mode de superposition ; quelle direction, quel trajet affectent les vaisseaux et les nerfs ? Cette étude nous conduira à la connaissance du mode de formation de cette hernie qui a pour siège cette région, à la connaissance des enveloppes de la tumeur, et nous fournira les données nécessaires pour résoudre cette question : dans quelle direction faudra-t-il débrider l'anneau constricteur si une hernie lombaire venait à s'étrangler.

La peau de cette région est épaisse et adhérente au tissu sous-jacent, et ne présente rien de particulier.

Le tissu cellulaire sous-cutané est épais, abondant, divisé en deux couches lamelleuses, mélangé d'un peu de tissu adipeux jaune rougeâtre.

Après avoir enlevé ces deux couches celluleuses, on arrive sur l'aponévrose d'enveloppe du muscle grand oblique de l'abdomen, adhérente au muscle par de nombreux prolongements qu'elle envoie entre ses faisceaux. En arrière, elle se continue avec la gaîne cellulo-fibreuse du muscle grand dorsal, dont le bord externe recouvre et croise généralement le bord postérieur du muscle grand oblique.

Au-dessous de cette aponévrose d'enveloppe on trouve, dans la région dont il s'agit, les fibres postérieures du muscle grand oblique dirigées en bas et en avant, d'autant plus obliques qu'elles sont plus inférieures. Insérées en haut par trois ou quatre digitations entrecroisées avec celles du grand dorsal, qui les recouvre à la face externe des dernières côtes, suivant une ligne qui se porte en bas et en arrière, ces fibres postérieures de l'oblique externe, les seules qui doivent nous occuper, viennent se fixer à la moitié antérieure de la lèvre externe de la crête iliaque. Le plus souvent ce bord postérieur du grand oblique est entièrement recouvert par le bord externe du muscle grand dorsal, dont les fibres affectent une direction tout à fait contraire. Le faisceau iliaque de ce muscle grand dorsal, le seul qui nous intéresse ici, fixé au tiers postérieur de la crête de l'os de ce nom, se porte, en effet, en avant et en haut, et recouvre complètement le bord postérieur du muscle grand oblique. Dans bon nombre de cas cependant la superposition du grand dorsal au grand oblique ne se fait qu'à une certaine hauteur, variable, du reste, au-dessus de la crête iliaque, et il met au-dessous de l'entrecroisement de ces deux muscles dont les fibres suivent une direction contraire, un espace triangulaire plus ou moins étendu, qui laisse voir les fibres du petit oblique situé au-dessous. Ce défaut de superposition du grand dorsal au grand oblique dispose précisément à la formation de la hernie lombaire.

Quand on a divisé le muscle grand oblique par une section perpendiculaire à la direction de ses fibres et qu'on a rabattu les deux lambeaux, on a sous les yeux le muscle petit oblique ou oblique interne, séparé du précédent par une lame celluleuse qui constitue le feuillet postérieur de l'aponévrose d'enveloppe de ce dernier muscle, insérée à l'apophyse épineuse de la dernière vertèbre lombaire et à la partie postérieure de la crête iliaque par des fibres aponévrotiques qui concourent à former l'aponévrose abdominale postérieure. Les fibres charnues postérieures du petit oblique, les seules dont le rapport nous intéresse, se portent en haut et un peu en avant, pour venir se fixer par de courtes fibres aponévrotiques au bord inférieur et au sommet de la dernière côte.

Quant aux fibres qui naissent de l'interstice de la crête iliaque, d'autant plus obliques en haut et en avant qu'elles sont plus postérieures, et se terminent les supérieures au au bord inférieur des cartilages de la neuvième, dixième et onzième côte en s'unissant aux muscles intercostaux internes, les autres à l'aponévrose abdominale antérieure ; mais nous n'avons pas ici à suivre toutes ces fibres.

Ce qu'il nous importe de savoir c'est que l'aponévrose

postérieure du petit oblique n'occupe pas toute la hauteur de la région lombaire, qu'il y a entre cette aponévrose et le bord externe du muscle carré des lombes un triangle, dont le troisième côté est formé par le bord inférieur de la dernière côte, et dont l'aire est occupée par l'aponévrose postérieure du muscle transverse de l'abdomen, sur laquelle nous reviendrons dans un instant. On sait, en effet, que le carré des lombes, né par digitation du bord inférieur de la dernière côte et des apophyses transverses des quatre premières vertèbres lombaires, vient s'insérer au ligament iléo-lombaire et à la partie postérieure de la crête iliaque.

De sorte que s'il existe déjà un peu d'écartement des bords contigus des muscles grand dorsal et grand oblique, la production de la hernie lombaire se trouve facilitée, surtout si, comme l'a vu plusieurs fois M. Cruveilher (1), l'insertion du petit oblique à la douzième côte vient à manquer, et si, par ces seuls faits, l'aire du triangle lombo-costo-abdominal, ci-dessous indiquée, se trouve augmentée, l'obliquité en avant de son côté antérieur étant alors plus grande.

Comme on le voit, il faut, pour que la hernie lombaire puisse se former, la réunion de plusieurs conditions dont l'existence est loin d'être fréquente, d'où la rareté de ce genre de hernie.

Au-dessous du muscle petit oblique on trouve le muscle transverse, dont le nom rappelle la direction des fibres. Les insertions postérieures, les seules qui fassent partie de la région en question, se font, en haut à la face

1. Cruveilher. *Anat. descrip.*, tome 1er, pag. 522, sixième édition, Paris, 1862.

interne des six dernières côtes par des digitations qui s'entrecroissent avec celle du diaphragme ; en bas, aux trois quarts antérieurs de la lèvre interne de la crête iliaque, par des fibres très courtes et entre ces deux points une aponévrose trifoliée qui le fixe au sommet des apophyses épineuses, au sommet et à la base des apophyses transverses lombaires. Cette aponévrose, qui occupe précisément la région dont nous faisons ici l'étude, et qu'on aperçoit dans l'aire du triangle formé par le bord postérieur du petit oblique, la dernière côte et le bord externe du carré des lombes, est constituée par des fibres à direction antéro-postérieure assez peu résistantes, se laissant facilement érailler, au-dessous desquelles on voit très bien se dessiner les anses intestinales et entre lesquelles passent de petits faisceaux vasculo-nerveux, sur lesquels nous reviendrons tout à l'heure.

Au-dessous du muscle transverse, apparaît le tissu cellulaire sous-péritonéal, tassé chez quelques sujets en véritable membrane cellulo-fibreuse, que l'on a appelé *fascia propria.*

Enfin au-dessous de cette couche celluleuse on rencontre le péritoine et la masse intestinale.

Les vaisseaux de cette région, les artères surtout, méritent de fixer un instant notre attention, à cause des déductions opératoires que nous pourrons tirer de leur trajet et de leur direction pour le débridement, au cas où la hernie lombaire viendrait à s'étrangler.

Les principales artères sont : la dernière intercostale aortique, qui suit le bord inférieur de la dernière côte ; les quatre artères lombaires, la branche ascendante de l'iléo-lombaire, et la branche horizontale de la circonflexe iliaque.

La première de ces artères est considérée par quelques anatomistes comme appartenant à la série des artères lombaires. A l'exemple de tous les classiques modernes, nous la mettons au nombre des intercostales aortiques.

L'artère intercostale aortique inférieure, plus grosse que toutes les autres intercostales aortiques, la première exceptée, qui fournit à deux ou trois espaces intercostaux, quelquefois même plus volumineuse que cette dernière, naît entre la douzième vertèbre dorsale et la première vertèbre lombaire, en arrière des piliers du diaphragme, passe sous le muscle psoas, et se divise en deux branches : l'une postérieure ou dorso-spinale, l'autre antérieure ou abdominale, la seule dont les rapports aient pour nous quelque intérêt. Placée tantôt en arrière, tantôt en avant de l'attache supérieure du muscle carré des lombes auquel elle fournit quelques rameaux, cette branche artérielle se porte en dehors et en bas, perfore l'aponévrose postérieure du muscle transverse au niveau du bord externe du carré des lombes, quelquefois au-dessus, mais plus souvent au-dessous des bords postérieurs du muscle petit oblique, chemine alors suivant le cas, soit au-dessus, soit au-dessous de ce dernier muscle, qu'elle traverse bientôt, quand elle ne contourne pas son bord postérieur, se place entre ce muscle et le grand oblique, descend jusqu'à la partie moyenne de la crête iliaque, et s'anastomose avec l'artère circonflexe iliaque.

L'orifice aponévrotique du transverse, qui livre passage à la branche artérielle dont nous venons de décrire le trajet, offre une disposition que nous ne devons pas oublier de signaler. Les fibres aponévrotiques s'écartent, laissent entre elles un léger intervalle limité de chaque côté par deux petits faisceaux entre lesquels passe l'artère en question, comme le cordon spermatique entre les deux piliers de l'anneau inguinal externe.

Il y a donc là un point de l'aponévrose du transverse naturellement disposé à s'érailler et à laisser sortir l'intestin de la cavité abdominale. Or, si le bord postérieur de l'oblique interne présente une inclinaison antérieure plus marquée que de coutume, et si, comme nous l'avons vu deux fois sur sept, la dernière artère intercostale perfore l'aponévrose du transverse au-dessus de ce bord, c'est-à-dire si le point d'émergence de cette artère se trouve dans l'aire du triangle lombo-costo-abdominal, toutes les conditions favorables à la production de la hernie lombaire se trouvent réalisées.

L'artère que nous venons de décrire est sans contredit la plus importante de la région lombaire abdominale; mais nous ne devons pas passer sous silence les artères lombaires.

Des quatre artères lombaires aortiques, la première n'est pas constante; elle est souvent fournie par la dernière intercostale. La branche antérieure suit comme cette dernière, dont elle est peu éloignée, le bord inférieur de la douzième côte, se recourbe bientôt et descend presque verticalement près du bord externe du carré des lombes, entre le péritoine et le transverse, dans lequel elle s'épuise. Elle a toujours, du reste, un très petit calibre.

La seconde artère lombaire, née entre la deuxième et la

troisième vertèbre de ce nom, est tout aussi peu importante ; la branche antérieure, très courte, se perd dans le muscle carré des lombes.

La troisième artère lombaire, au contraire, qui naît de l'aorte entre la troisième et la quatrième vertèbre des lombes, a une branche antérieure qui mérite une mention spéciale, à cause même du volume relativement considérable qu'elle présente. Placée à son origine entre les muscles grand psoas et carré des lombes auxquels elle fournit plusieurs rameaux, cette branche artérielle descend vers la partie extérieure de la crête iliaque, et va pénétrer dans les muscles fessiers. Appliquée d'abord contre la face profonde de l'aponévrose postérieure du muscle transverse, elle la perfore en dessous et en avant du point d'émergence de la dernière intercostale, se place entre le transverse et le petit oblique, puis bientôt entre ce dernier et l'oblique externe qu'elle traverse aussi immédiatement, pour aller se perdre dans les muscles de la fesse.

La branche antérieure de la quatrième artère lombaire se comporte à peu près de la même manière. Elle est seulement plus rapprochée de la crête iliaque, et donne plusieurs rameaux au muscle du même nom. Elle est souvent fournie par l'artère sacrée moyenne.

La branche ascendante de l'artère iléo-lombaire ne présente pour nous qu'un intérêt secondaire, puisqu'elle remonte, cachée par le muscle psoas, le long des vertèbres lombaires, pour se distribuer au psoas lui-même et au carré des lombes. Ajoutons seulement qu'elle s'anastomose avec la dernière lombaire, dont elle tient la place dans quelques cas.

La branche horizontale de l'artère circonflexe iliaque ne

mérite pas non plus de nous arrêter longtemps. Elle suit la direction de la crête illiaque, marche d'avant en arrière, entre l'oblique interne et le transverse, et se termine en s'anastomosant avec la quatrième lombaire.

Quant aux veines de cette région, elles suivent le trajet des artères.

Les nerfs viennent de la branche antérieure de la douzième paire dorsale, que quelques anatomistes, Haller entre autres, rangent parmi les nerfs du plexus lombaire, et de la branche antérieure de la première paire lombaire, divisée elle même en deux branches qu'on appelle aujourd'hui grande et petite abdomino-scrotales.

Au point de vue de la direction à donner à l'incision faite pour débrider l'anneau constricteur dans le cas où la hernie lombaire viendrait à s'étrangler, au point de vue pratique, en un mot, le trajet de ces nerfs est bien moins important à connaître que le trajet des artères; aussi dirons-nous seulement que la branche antérieure de la douzième paire dorsale, jusque vers la partie moyenne de sa course, est le nerf satellite de l'artère intercostale aortique qui suit le bord inférieur de la dernière côte, et que la grande abdomino-scrotale, au moment où elle perfore le transverse, s'accole à la branche antérieure de la troisième artère lombaire, qui accompagne la branche cutanée fessière.

A propos du trajet des nerfs nous trouvons (Duplay, Pathologie externe) que Braun (1) a constaté l'existence

1. Braun. — *Die hernia lumbalis. Arch. für Klinsch chirurgie.* Berlin 1875 p. 223.

d'une ouverture plus ou moins large, située au-dessous de la crête iliaque, en dedans de l'insertion fibreuse du muscle grand dorsal, ouverture comblée par du tissu cellulo-adipeux et livrant passage à des rameaux nerveux cutanés provenant des branches postérieures des deuxième et troisième paires lombaires. Chez un sujet observé par lui et présentant à gauche une hernie lombaire développée consécutivement à un abcès par congestion symptomatique des lésions vertébrales, il semblait manifeste que le pus avait suivi pour parvenir à l'extérieur le trajet de ces branches nerveuses, dont les ouvertures de passage se trouvaient considérablement élargies. Dans l'autopsie relatée par Braun, la hernie lombaire était oblique en haut et en arrière, elle mesurait 2,8 centimètres dans le sens longitudinal; 0,6 centimètres dans le sens vertical. L'orifice était entouré en bas, en haut et en arrière des fibres aponévrotiques du muscle grand dorsal (*latissimus dorsi*), en bas par la crête iliaque. L'auteur n'indique pas l'organe hernié, il dit seulement que cet orifice se continuait dans la cavité abdominale et qu'il conduisait dans le tissu cellulaire lâche qui se trouve derrière et autour du colon descendant. Du côté opposé à droite il existait une ouverture analogue, mais plus petite, n'ayant jamais laissé rien passer.

Au point de vue chirurgical, l'aire du triangle de J. L. Petit, peut se diviser en deux parties, l'une postérieure contenant l'aponévrose du transverse, l'autre antérieure remplie par les fibres musculaires du petit oblique et du transverse. Comme le fait remarquer M. Larrey, ces muscles étant assez minces en cet endroit diminuent aussi l'épaisseur des parois du ventre et favorisent la tendance des viscères abdominaux à y former une hernie, par éraillement ou déchirure des fibres charnues ou aponévrotiques.

Revenons à l'anatomie pathologique proprement dite.

Quelles sont les enveloppes de cette hernie ?

Dans la plupart des observations, les organes contenus étaient presque sous-cutanés, la peau peut être normale ; d'autres fois, tellement amincie, qu'elle n'avait plus que l'épaisseur d'une feuille de papier. Exemple : le cas de M. Marmisse.

Le tissu cellulaire sous-cutané est normal, parfois il est plus ou moins chargé de graisse, comme dans l'observation de M. Larrey et J. Cloquet.

Existe-t-il un plan musculeux sous la peau comme enveloppe de cette variété de hernie ?

Ravaton dit en avoir incisé un dans le seul cas de débridement que nous possédions jusqu'à ce jour.

D'autres fois, dans plusieurs des observations que nous avons pu réunir, il est dit clairement que la hernie n'était séparée de la peau que par du tissu cellulaire plus ou moins chargé de graisse, exemple : Marmisse, Hardy, Larrey. On peut comprendre, à la rigueur, que par suite de l'affaiblissement de la paroi abdominale (ascite, grossesse, amaigrissement général etc), les viscères, par pressions répétées, puissent repousser le plan musculaire, s'en coiffer, sans produire ni écartement des fibres, ni déchirement, mais seulement un relâchement, et de la sorte la hernie pourra présenter comme enveloppe des fibres musculaires et probablement dans ce cas il n'y a pas d'anneau proprement dit ; c'est de cette manière qu'on peut s'expliquer les incisions des fibres musculaires signalées par Ravaton, tandis que dans le cas de traumatisme, des efforts, il se fait primitivement une déchirure, ou éraillure par laquelle le viscère se fait jour.

Il n'y aura donc pas dans ce cas des fibres musculaires recouvrant la hernie, — mais en revanche il y aura un anneau. — Cet anneau est formé par les fibres musculaires ou aponévrotiques écartées, il est en général assez large ; quant à sa forme elle est variable. Après la réduction on peut sentir un enfoncement (Cloquet, Decaisne, Grymfeltt), une dépression circulaire de quatre centimètres de diamètre (Sistach), un intervalle triangulaire (Hardy), une dépression profonde (Duplay). Ce n'est que dans le cas de M. Larrey que l'anneau est plus étroit. Sa position varie, en général, il se rapproche de la crête iliaque correspondant alors au triangle de J. L. Petit ; mais dans l'observation de M. Rigodin, recueillie dans le service de M. Broca, il se rapprochait plus de la dernière côte et correspondait vraisemblablement au triangle lombo-costo-abdominal.

Quant aux modifications que cet anneau peut subir avec le temps, le peu d'autopsies que nous avons jusqu'à ce moment ne nous permettent aucune conclusion certaine. Mais M. le professeur Gosselin a prouvé, en effet, dans ses leçons sur les hernies abdominales, que des ouvertures de la paroi abdominale circonscrites par du tissu cellulaire peu ou point mélangé de tissu fibreux, peuvent se transformer en tissu fibreux et acquérir par suite une inextensibilité remarquable. Le contour de l'ouverture, dit M. le professeur Gosselin, devient alors résistant, ne se prête plus à une ampliation nouvelle et peut à un moment donné devenir un agent d'étranglement. Les choses peuvent se passer de cette manière dans le cas de hernie lombaire.

Dans la hernie lombaire existe-t-il un sac?

Dans les cas de traumatisme ou de plaies pénétrantes de la paroi abdominale suivies immédiatement de la formation de hernies, il se peut que le sac n'existe pas. Le fait est affirmé dans l'autopsie de Desault, où le péritoine et le muscle étaient déchirés, de sorte que les intestins n'étaient retenus que par la peau. Mais lorsque la hernie s'est formée lentement, ou longtemps après le traumatisme, il est certain que le sac existe. Ravaton dit avoir incisé un sac dans le débridement qu'il a fait. D'autre part la disposition du péritoine au niveau de la région, permettrait bien une hernie du cœcum ou du colon ascendant à droite et du colon descendant à gauche, sans participation du feuillet pariétal et par conséquent sans sac. Mais on comprendrait difficilement une hernie de l'intestin grêle sans que ce déplacement n'entraînât en même temps une portion de péritoine.

Collet. — Il est permis de croire à cause de la largeur de l'anneau de l'orifice qui livre passage à l'organe hernié que le péritoine ne subit pas de ces modifications qui constituent le collet, à moins que l'orifice soit très étroit comme il en est dans le cas de M. Larrey. Cette absence de collet nous explique la forme habituelle des hernies lombaires qui est celle d'un segment de sphère ou d'ovoïde, et la rareté des accidents d'étranglement consécutifs.

L'épaisseur du sac est variable, elle peut augmenter avec l'âge, mais parfois il s'amincit considérablement comme dans le cas de M. Marmisse. L'adhérence du sac est exceptionnelle, elle peut pourtant exister comme c'est probablement le cas dans le fait de M. Chappelain.

Quant au contenu de la hernie, il est actuellement démontré que dans un certain nombre de ces hernies lombaires les organes herniés étaient formés par l'intestin seulement (observation de Garengeot, J. L. Petit, Desault, Lassus, J. Cloquet, Decaisne, Van Hengel, Nélaton, Chappelain, Marmisse, Sistach, et M. le professeur Hardy) ; d'autres fois, de l'intestin et de l'épiploon réunis. Enfin l'épiploon peut exister seul (?) Peut-être. L'observation de M. Larrey, quoique peu concluante, en sera bien un exemple.

Agent de l'étranglement. — Les observations des hernies lombaires nous montrent que cette hernie peut s'étrangler primitivement et consécutivement :

Primitivement, c'est-à-dire immédiatement ou très peu de temps après la sortie de la hernie. Or, quel est le mécanisme de l'étranglement dans ce cas ? M. le professeur Gosselin (1) explique cet étranglement primitif par l'accumulation dans l'anse intestinale herniée, de gaz. Voici l'explication de ce fait : le gaz, arrivé par le bout supérieur de l'intestin hernié avec une grande vitesse sous l'influence de la contraction des muscles abdominaux, n'a pas le temps de s'écouler dans le bout inférieur, distend de trop le bout supérieur, en dehors même de l'anneau, comprime et obstrue complètement le bout inférieur et empêche en même temps la rentrée de la tumeur herniée, dans la cavité abdo-

1. M. le professeur Gosselin. *Leçons cliniques sur les hernies abdominales*, page 127.

minale. Cette théorie paraît être assez claire, mais il reste à savoir si, dans la hernie lombaire consécutive à un effort ou à un traumatisme, cette déchirure ou éraillement de l'aponévrose du transverse, probablement en forme de boutonnière, ne peut être encore un autre agent d'étranglement primitif, par une tendance de rapprochement continuel des lèvres de la solution de continuité sous l'influence de contractions musculaires? Quant à savoir les causes de l'étranglement consécutif de la hernie lombaire, des observations cliniques ne nous donnent pas d'explications précises sur ce point. Seul Ravaton paraît avoir trouvé l'épiploon enflammé et suppuré même, comme cause d'étranglement. Probablement les choses se passent comme dans toutes les autres hernies en général.

SYMPTOMES. — MARCHE ET PRONOSTIC

Symptômes. — Disons, en commençant, qu'on a rencontré des individus porteurs de hernies lombaires qui n'ont jamais éprouvé le moindre inconvénient, témoin le cas observé par M. Basset, de Toulouse.

Lorsque la hernie lombaire est consécutive à des efforts ou à un traumatisme, elle s'annonce toujours, comme on le voit dans les observations de notre travail, par un sentiment de déchirement dans la région lombaire et des douleurs persistantes.

Le plus souvent, la hernie lombaire s'accompagne de troubles fonctionnels variables. Ce sont : des douleurs locales, des coliques sourdes limitées au voisinage de la hernie ou irradiées dans le ventre, de la dyspepsie, des digestions pénibles, du météorisme, surtout à la suite de l'ingestion de certains aliments féculents, choux, etc., une sensation de pesanteur à la suite de marche prolongée. Enfin, une faiblesse relative qu'on s'explique facilement par le défaut de résistance du plan élastique sur lequel s'appuie la paroi abdominale.

Comme signes physiques, la hernie lombaire présente l'aspect d'une tumeur siégeant toujours dans le flanc (plus souvent à gauche qu'à droite) 14 sur 21 (Duplay) ; entre la crête de l'os iliaque et les bords inférieurs des fausses côtes, tumeur de volume variable depuis la grosseur d'une noix (observation de Garengeot) jusqu'à la grandeur de la tête d'un enfant (observ. de J. L. Petit), de forme arrondie, indolente, quelquefois sensible à la pression surtout au commencement, sans changement de couleur à la peau ; sa base est large, immobile et fait manifestement corps avec l'abdomen ; elle est presque réductible ou par la pression avec le doigt, ou elle rentre seule sous l'influence de la pesanteur, quand le malade prend une position couchée sur le flanc opposé. Souvent la hernie rentrée on sent à la place de la tumeur une solution de continuité où le doigt pénètre. Cette solution de continuité peut être parfois assez large pour que la main rentre pour ainsi dire dans la cavité abdominale (Grymfeltt). Elle augmente de volume dans la station verticale, pendant la toux, les efforts, en un mot dans toutes les circonstances qui diminuent la capacité de l'abdomen.

Les signes physiques présentent encore des différences suivant la nature de l'organe déplacé.

a. — L'entérocèle est souple, élastique, sonore à la percussion, elle rentre en faisant entendre un bruit de gargouillement.

b. — L'épiplocèle est molle, pâteuse, mate à la percussion, sa réduction n'est pas aussi brusque que celle de l'entérocèle, elle ne détermine pas de gargouillements.

c. — L'entéro-épiplocèle participe des caractères des deux variétés précédentes et son diagnostic est souvent difficile.

Marche. — Cette variété de hernie, comme toutes les autres, abandonnée à elle-même n'a aucune tendance à la guérison, peut augmenter de volume avec le temps et devenir gênante ; pourtant on cite quelques exemples où des malades l'ont portée des dizaines d'années sans en être trop incommodés. — Toujours est-il que la présence de cette hernie constitue pour les malades une véritable infirmité qui les oblige le plus souvent à venir demander l'intervention du chirurgien.

Cependant, en général, le pronostic est peu grave. D'ordinaire, les porteurs de cette variété de hernie en sont peu incommodés, pourtant elles peuvent devenir le point de départ de sensations douloureuses ou même d'accidents d'étranglement, du reste, cet étranglement est peu grave, il a souvent cédé aux simples manœuvres de taxis, et l'opération dans le cas de Ravaton a présenté peu de gravité.

DIAGNOSTIC

Le diagnostic de la hernie lombaire paraît en général facile ; il comporte deux questions :

I. — Il y a-t-il hernie?

II. — A quelle variété appartient-elle ?

La première question est facile à résoudre : les douleurs, dont la hernie lombaire s'est souvent accompagnée, le traumatisme qui leur a le plus souvent donné naissance, peuvent faire penser aux ruptures musculaires simples ; mais dans ce cas il n'y a pas de tumeur lombaire. Une fois la tumeur lombaire constatée, on peut croire à une tumeur sanguine ou séreuse, suite du traumatisme (obs. de Nélaton et Sistach). Mais dans ce cas la tumeur est fluctuante, mate, non réductible par la pression.

L'abcès simple de la région sera distingué facilement par la fluctuation et les signes inflammatoires.

L'abcès par congestion présente, comme signes communs avec la hernie lombaire, un certain degré de réductibilité, une légère ampliation par les efforts de toux ; mais l'abcès par congestion est toujours précédé pendant un temps plus ou moins long de douleurs symptomatiques, d'une ostéite ou ostéo-arthrite vertébrale dont ces abcès sont la manifestation : ils ne sont pas complètement réductibles par la pression du doigt, l'augmentation qu'ils subissent par les efforts, la toux, la station debout est bien moins marquée que dans le cas de hernie, en outre l'état général dans le cas d'abcès est tout autre ; car comme il résulte des observations la hernie lombaire a toujours été rencontrée chez des individus en bonne santé et sans aucun vice diathésique, scrofuleux ou tuberculeux.

De plus pour que l'abcès par congestion vienne faire saillie à la région lombaire, il faut que l'altération porte, du moins dans la grande majorité des cas, sur les lames ou les apophyses épineuses des vertèbres dorsales ou des premières lombaires. Il sera donc possible dans ce cas de trouver le long de la colonne vertébrale et dans ces régions des points douloureux limités qui pourront mettre sur la voie du diagnostic.

Citons pour mémoire la hernie musculaire, si toutefois elle peut exister dans cette région, qui présente des caractères nets qui empêcheraient toute confusion : elle est peu réductible par la pression, durcit par la contraction musculaire, du reste elle ne peut pas surgir dans le triangle de J. L. Petit, elle siégerait sur le trajet connu d'un muscle. Pourtant M. Coze (1) dans deux cas de hernie lombaire qu'il a observés, a été obligé au commencement de diagnostiquer (avec réserve) hernie musculaire.

Le lipome de la région pourrait être confondu avec la hernie lombaire. Mais ne parlons pas ici de l'entérocèle qui étant sonore, complètement réductible, dont la réduction s'accompagne de gargouillement, ne peut prêter à aucune confusion. C'est l'épiplocèle qui pourrait faire croire au lipome ; mais se rappeler que le lipome ne présente pas des variations de volume, selon que le malade est debout ou couché, que les efforts restent sans influence sur la tumeur,

1. Coze. *Revue médicale de l'Est*, 1874, t. 1er, p. 408.

enfin à la palpation, le lipome donne la sensation d'une tumeur lobulée, irréductible, mobile sur les parties profondes. Signalons ici des lipomes réductibles, mais dans ces cas, comme le fait remarquer M. le professeur Gosselin, ces lipomes font partie de la hernie elle-même.

Nous ne faisons que mentionner le cas de Budgen (1), sur lequel on a longtemps discuté (Haller, Soemmering, Seiler) pour savoir si c'était une hernie lombaire ou un cas de spina bifida.

Quant à la variété savoir si c'est une épiplocèle, entérocèle ou entéro-épiplocèle, il faut se rappeler les signes de hernie en général :

L'entérocèle est sonore, complètement réductible et sa réduction facile et rapide s'accompagne de gargouillements.

L'épiplocèle est molle, pâteuse, mate, accompagnée de tiraillements dans le ventre.

Enfin, si, lorsqu'on cherche à réduire, une partie de la tumeur rentre facilement et en s'accompagnant de gargouillements, tandis qu'il reste une autre partie mollasse et pâteuse dont la réduction s'opère plus lentement, on pensera aux entéro-épiplocèles.

1. Budgen John. A remarkable conformation of the urinary parts communicated in a letter to sir Hans Sloane. Philosophical transactions 1731, vol. XXXVI, for the years 1729-1730, t. 410, p. 138. Braun *loc. cit.* p. 218 et 219.

TRAITEMENT

En présence d'une hernie lombaire le chirurgien doit la réduire, nous avons vu que cette réduction était facile dans la grande majorité des cas ; une fois la hernie réduite, la contention s'obtient par les bandages les plus simples, une ceinture en coutil, cuir ou tissu élastique, simple ou munie d'une pelote convexe au niveau de la hernie.

Dans le cas où la hernie serait irréductible, il faudrait appliquer une pelote concave pour empêcher son développement ultérieur et la protéger contre les violences extérieures.

En cas d'étranglement et lorsque le taxis méthodique n'a pas réussi, il faut recourir au débridement comme l'a fait Ravaton.

Quant à la direction dans laquelle doit être faite l'incision de l'anneau, M. Grymfeltt recommande :

I. — Incision longitudinale ou en T de la peau.

II. — Incision des couches sous-cutanées et du sac en dédolant.

III. — *a*. Si l'étranglement est produit par le collet du sac, inciser sans se préoccuper des vaisseaux.

b. Si l'étranglement est produit par l'aponévrose du transverse, débrider en haut et en avant, les vaisseaux étant en bas et en arrière.

OBSERVATIONS

Observation I

Garengeot. *Traité des opérations de chirurgie* t. 1er, 1731. p. 369), raconte dans sa 23e observation :

Une blanchisseuse, après un faux pas, ressentit une douleur au côté droit du ventre, entre la crète de l'os des îles et les cartilages des fausses côtes. Prise ensuite de vomissements, elle envoya chercher un médecin qui ne put les faire cesser, malgré diverses prescriptions. Garengeot, appelé trop tard, trouva cette femme morte en arrivant chez elle. L'idée d'un étranglement herniaire se présenta aussitôt à l'esprit de l'habile chirurgien, dès qu'il eut été renseigné sur la nature des accidents, et en examinant le ventre, il remarqua au côté droit une tumeur grosse comme une noix, siégeant dans l'espace compris entre la crête de l'os des îles et les cartilages des fausses côtes. « En maniant, ajoute-t-il, un peu artistement cette tumeur qui était dure, elle rentra tout d'un coup, en faisant un bruit assez clair. »

Observation II

Ravaton, chirurgien des armées (Traité des plaies d'armes à feu, 1750) p. 247, rapporte l'observation (soixantième) d'une hernie ventrale de la région lombaire.

Ravaton avait été mandé, en 1738, auprès d'une femme enceinte ayant, depuis trois semaines, une tumeur hemi-sphérique à la région lombaire gauche, et vomissant. depuis son apparition, tout ce qu'elle prenait. Plusieurs médecins, successivement appelés, considéraient cet accident comme un effet de l'état de grossesse, en déclarant que la tumeur et les vomissements disparaîtraient, au terme de l'accouchement. Mais de la fièvre et quelques symptômes inquiétants firent consulter Ravaton, qui, en examinant avec soin la tumeur, constata les signes les plus caractéristiques d'une hernie ventrale irréductible. N'osant d'abord tenter l'opération du débridement, il prescrivit en vain différents remèdes, propres à faire cesser les symptômes d'étranglement. La malade le supplia ensuite elle-même de tout entreprendre pour lui sauver la vie, et il s'empressa de l'opérer en présence des autres médecins convoqués exprès. Voici comment il rend compte de cette opération :

« L'incision des téguments et des muscles faite, quelques membranes et le sac herniaire déchirés, je découvris d'abord un dépôt de matière purulente qui s'évacua et me laissa voir une portion de l'épiploon altéré, suppuré, que je nouai et coupai tout de suite, il y avait au-dessus trois petites circonvolutions des intestins grêles que je fis rentrer, parce qu'ils m'avaient paru dans l'état naturel, avec la portion de l'épiploon noué. Après avoir suffisamment dilaté la plaie et arrosé toutes ces parties d'un mélange d'huile et de vin tiède, j'appliquai dessus un morceau de linge fin trempé dans la même liqueur, plusieurs compresses mouillées d'eau-de-vie, et le bandage de corps pour soutenir le tout. Deux heures après, la malade fut copieusement à la selle, dormit dix heures d'un sommeil profond, garda les aliments que je lui ordonnai, et ne fut plus travaillée des vents, comme elle l'avait été, depuis le commencement de sa maladie, de façon que ses parents la crurent hors de danger. »

Mais la suite de l'observation nous montre que les accidents reparurent le lendemain, soit par la ligature de l'épiploon, soit par la sortie des intestins ; l'appareil fut levé, difficilement réappliqué ; les symptômes généraux, toujours graves, se calmèrent cependant, les forces épuisées se ranimèrent peu à peu, par un régime approprié ; la ligature faite à l'épiploon se détacha, le onzième jour, par la suppuration ; et quoique les intestins fissent irruption, à chaque pansement, quoique de la diarrhée survînt avec quelques vomissements et persistance de la fièvre, cet état si alarmant fut enfin modifié, puis amélioré, pas les soins excellents de Ravaton pour sa malade. Le danger, encore extrême, parut moindre, du douzième au quinzième jour, et ensuite la diarrhée cessa, les vomissements se calmèrent, les pansements devinrent plus faciles, par la réduction graduelle des intestins et par la cicatrisation progressive de la plaie, qui fut enfin guérie tout à fait, deux mois et quelques jours après l'opération. Cette femme se rétablit ainsi peu à peu et accoucha heureusement.

Observation III

J. L. Petit (*Œuvres complètes de chirurgie*, page 615) Hernie lombaire gauche.

A la suite de grossesses qui ont dilaté considérablement les muscles du ventre, on a vu des hernies se former en d'autres endroits que l'ombilic et la ligne balnche.

« J'en ai vu une de la grosseur de la tête d'un enfant, placée entre les fausses côtes et la partie postérieure de la crête de l'os des îles du côté gauche, elle disparaissait très souvent lorsque la malade était couchée ; d'autres fois on était obligé de la presser pour la faire rentrer ; mais un jour que ni la situation ni la pression n'avaient pu réussir, la malade tomba dans les accidents de l'étranglement, et me fit appeler à son secours.

Je trouvai la tumeur beaucoup plus grosse qu'elle n'avait jamais été (du moins selon le rapport que l'on me fit) personne ne soupçonnait que ce fût une hernie. Les uns regardaient cette tumeur comme un dépôt laiteux, d'autres la regardaient comme venteuse. Il est vrai que jusqu'alors elle n'avait été accompagnée d'aucun des accidents de la hernie ; et que d'ailleurs le lieu où elle était placée n'est pas un lieu ordinaire aux hernies, mais malgré tout cela, et quoique je n'en eusse jamais vu de cette espèce, les nausées, les défaillances et les vomissements de matières stercorales ne me permirent pas de douter que ce fût une vraie hernie qui s'était faite à travers les fibres aponévrotiques du transversal, entre le muscle triangulaire et l'endroit où finissent les obliques.

Observation IV

Desault (*Journal de chirurgie* T. 1er, 1791). p. 337.

Un jeune garçon tombé d'un quatrième étage sur le pavé, transporté à l'Hôtel-Dieu et mort aussitôt. L'autopsie démontra, outre une fracture de la base du crâne, une hernie ventrale de la partie externe de la région ombilicale, produite par une déchirure du péritoine et la portion charnue des muscles grand et petit oblique et transverse, « de sorte que les intestins n'étaient retenus que par la peau. »

Observation V

Lassus (*Pathologie chirurgicale* t. II, 1806). p. 80.

Un homme frappé au ventre par le timon d'une voiture. De la fièvre, de la tension et de vives douleurs dans la partie latérale droite et inférieure de l'abdomen furent combattues par les soins convenables; mais vers le troisième jour, se manifesta une tumeur offrant les apparences d'un abcès. Lassus, appelé à voir le malade, reconnut les signes d'une hernie réductible, « car la tumeur, dit-il, disparaissait complètement par la plus légère pression de la main » ; et il prévint ainsi les conséquences d'une erreur fâcheuse de diagnostic.

Observation VI

Publiée par M. le Professeur J. Cloquet, en 1819, dans une thèse de concours, intitulée : Recherches sur les causes et l'anatomie des hernies abdominales, p. 4, 5 et 6.

Un homme, âgé de 75 ans, d'une bonne constitution, mais sujet, depuis une vingtaine d'années, à des maux d'estomac et à de fréquents vomissements, fait un jour, le 10 mars 1812, un effort violent pour soulever un matelas, et aussitôt il éprouve une douleur vive dans la région lombaire droite, avec sensation de déchirement. Cette douleur, d'abord fixe, disparaît au bout de six semaines, par des moyens simples, sinon spontanément, mais elle se manifeste de nouveau, deux mois après, dans le même point, pendant un mouvement du malade pour se lever sur son lit.

M. Cloquet, appelé le lendemain, constate les signes d'un étranglement herniaire dans la région lombaire, coliques, nausées, vomissements, constipation, etc. — Une tumeur siégeant entre la dernière côte et la crête de l'os iliaque présente tous les caractères d'une hernie incomplètement réductible, avec une douleur vive et continue dans la région iliaque et lombaire, selon la direction du cœcum et du colon ascendant. L'augmentation de volume de cette tumeur dans la station debout et sa diminution dans le décubitus, sont suivies d'une réduction spontanée par la position du malade sur le ventre, à ce point que, au lieu d'un gonflement, une dépression devient manifeste.

« Ne doutant pas, dit M. Cloquet, que cette hernie ne fut une « hernie lombaire » il se contente d'abord de prescrire quelques palliatifs, puis ayant fait transporter le malade à l'hôpital Cochin, il s'entend avec M. Cayol, pour lui faire appliquer une ceinture bouclée, garnie d'une pelote, qui maintient la hernie parfaitement réduite, sans que le malade en éprouve ensuite aucune incommodité.

Observation VII

Decaisne, médecin de l'armée belge (*Bulletin de la Société de médecine de Gand,* janvier 1839).

(Sur un cas de hernie lombaire gauche consécutif à une chute).

Un enfant de six ans était tombé, d'une hauteur de 30 pieds, sur des palissades et avait été transporté à l'hôpital, avec trois fortes contusions, l'une à la tête, l'autre à la poitrine et la troisième au flanc droit. Une tumeur instantanément produite dans le flanc gauche ayant la grosseur d'un œuf, une base large et une consistance assez ferme, « siégeait, dit M. Decaisne, un peu au-dessous de la partie moyenne « de l'espace compris entre la dernière côte et la crête de l'os des îles, « à quatre travers du doigt sur le côté des apophyses épineuses dans « le point délimité pour J. L. Petit. »

Cette tumeur, examinée avec soin par MM. Decaisne et Vanvarembergt, offrait tous les signes d'une hernie reductible et fut en effet immédiatement réduite dans le décubitus latéral du côté opposé, en faisant entendre un gargouillement caractéristique de l'entérocèle, et en laissant une dépression avec écartement appréciable, à la place de la tumeur.

Un appareil contentif maintenu par un bandage de corps fit cesser aussitôt les vomissements et les cris du malheureux enfant. Mais il fut atteint, par la contusion de la tête, de symptômes cérébraux très-graves, et succomba, dès le second jour de l'accident, sans que l'autopsie pût être faite.

Observation VIII

Hernie lombaire gauche traumatique observée par le professeur Nélaton et publiée par M. Larrey, dans ses recherches sur la hernie lombaire, page 18, en 1869.

Nélaton dit avoir été consulté, vers 1858 ou 1859, par un chef de gare qui avait reçu dans le flanc gauche le choc violent d'un tampon de wagon. Des symptômes primitifs assez graves furent suivis de la production d'une tumeur du volume du poing, de forme hémisphérique, d'une consistance molle, dépressible et réductible, offrant tous les signes d'une hernie lombaire; elle avait donné lieu d'abord à des erreurs de diagnostic, telles que collection sanguine, dépôt purulent, hernie musculaire, etc.

Une ceinture à boucle, garnie d'une pelote, fut suffisante pour maintenir la hernie réduite, en faisant cesser tous les accidents.

Observation IX

Hernie lombaire droite, traumatique. Publiée par M. le Dr Chappelain, chirurgien des hôpitaux de Marseille, dans le Bulletin des travaux de la Société de médecine de Marseille, juillet 1861.

G..., 60 ans, journalier, entre à l'hôpital le 11 juillet, il a été pris il y a un mois, entre un mur et le bras d'une charrette. Nous n'avons pu l'examiner que lorsque les symptômes de la contusion ont disparu, moins la douleur qui paraît persister encore.

Dès son entrée à l'hôpital, G... est examiné dans son lit. Nous trouvons dans le flanc droit, immédiatement au-dessus de la crête iliaque, au-dessous de la dernière côte, un sillon longitudinal de la peau, dans lequel cette membrane a sa face externe adossée à elle-même comme dans une sorte de bourse. La main introduite dans ce repli rencontre un enfoncement, et l'on est à se demander si la dernière côte n'a point été brisée pour donner passage à la main qui la rencontre, plus mobile que dans l'état normal. Là s'arrêteraient les phénomènes présentés par le malade, si on ne l'examinait dans une autre position.

Quand le sujet est debout, l'enfoncement que nous avons cité est remplacé par une tumeur considérable. Placée entre la dernière côte et la crête iliaque, elle a une forme ovalaire à grand diamètre horizontal ayant 7 à 8 centimètres, tandis que dans son diamètre vertical on ne trouve que 5 ou 6 centimètres. La coloration de la peau n'est point changée. Si l'on examine la tumeur alors qu'elle proémine au dehors, on sent une fluctuation semblable à celle que présenterait un abcès froid. Mais si l'on ne se contente pas d'une pression douce, que l'on cherche à comprimer la tumeur, on la sent qui s'efface en donnant la sensation de gargouillement ; et bientôt elle disparaît, laissant au contraire, un enfoncement à la place de la saillie qui existait auparavant. Dès que l'on abandonne la pression, la tumeur apparaît et augmente par la toux, en même temps que l'on perçoit la secousse propre à la hernie, dans tous les points de l'abdomen où elle se présente.

La tumeur réduite, on ne sent pas les rebords musculaires à travers lesquels le déchirement s'est opéré, on ne touche que le rebord iliaque et la dernière côte.

Observation X

Hernie lombaire gauche produite par l'obésité.
Observée par M. Marmisse, de Bordeaux (publiée dans la Gazette des hôpitaux, 1862).

Sur le cadavre d'une femme âgée de 62 ans et très obèse une tumeur dans la région latérale gauche de l'abdomen, entre l'os iliaque et les fausses côtes, ayant acquis le volume d'une tête de fœtus à terme. Cette tumeur, selon les renseignements obtenus, datait d'une vingtaine d'années, sans avoir provoqué d'accident, n'avait jamais été réduite. La peau qui la recouvrait, devenue très mince, enveloppait une masse élastique et dépressible, dont la réduction facile et les autres signes caractéristiques ne laissaient aucun doute sur la présence d'une hernie intestinale.

De justes réflexions, jointes à l'exposé du fait, tendent à expliquer le mécanisme de cette hernie lombaire ar l'accumulation excessive de la graisse dans l'épaisseur de la paroi abdominale, en indiquant que du vivant de la malade, on aurait pu, à l'aide d'une lumière artificielle, constater la transparence de la tumeur, le mouvement vermiculaire de l'intestin, pendant le travail de la digestion.

Observation XI.

Hernie lombaire gauche, héréditaire (?)

(Observée par M. le Dr Basset, de Toulouse, en 1864, et publiée à la même époque dans le Bulletin de la société de médecine de Toulouse).

Un jeune homme des environs de Toulouse, âgé de 18 ans, grand, fort, robuste, se présente au Dr Basset au mois de février dernier, pour une tumeur de la région postérieure du flanc gauche. Le praticien de la localité, ancien interne des hôpitaux, la prenant pour un simple lipome, en avait conseillé l'excision, en le rassurant sur la facilité et l'innocuité de l'opération, et quoique n'en éprouvant ni gêne ni souffrance, ce garçon venait même pour en être débarrassé séance tenante s'il y avait lieu.

Du volume d'une pomme ordinaire, cette tumeur n'a guère augmenté depuis l'âge de 7 à 8 ans, que l'on s'en est aperçu. Elle est ovoïde, un peu aplatie, sans changement de couleur à la peau, indolente à la palpation, elle est élastique, molle comme les lipomes, sans fluctuation, d'une mobilité très bornée. Matité relative à la percussion, qui n'est pas celle des collections liquides.

D'après la constitution du sujet, l'origine, l'ancienneté de cette tumeur, autant que les signes physiques, un abcès par congestion étant éliminé, M. Basset porta mentalement le même diagnostic que son confrère. Mais avant de procéder à l'opération, se rappelant la hernie de J. L. Petit, il fit tousser son client et vit avec étonnement la tumeur augmenter de volume, par un mouvement d'expansion très prononcé à chaque secousse de toux. Plusieurs expériences semblables donnant le même résultat, il fit coucher le malade à plat ventre, et la réduction s'opéra assez facilement par le taxis ; mais la contention cessant, le moindre effort, une secousse de toux, faisaient reparaître la tumeur.

Ainsi, plus de doute, c'était bien une hernie, la hernie lombaire de J. L. Petit.

Il fut facile, en effet, de reconnaître ensuite que ce jeune homme, malgré sa bonne constitution, était d'une famille de hernieux. Sa mère, son grand-père et sa grand'mère étaient atteints de hernies, et l'hérédité paraissait être ici l'unique cause. Une ceinture de gygmnastique a été le meilleur moyen d'y remédier.

Observation XII

Hernie lombaire gauche d'origine traumatique (un violent coup de poing).

(Observation recueillie par M. Grymfeltt, interne des hôpitaux de Montpellier, dans le service de clinique chirurgicale de M. le professeur Bouisson en 1865, et publiée dans le Montpellier médical, tome XVI, 1866).

Homme âgé de 70 ans, admis à l'hôpital en novembre 1865, pour un écrasement sans gravité à un des membres inférieurs.

Cet homme, ancien soldat, d'une constitution affaiblie, est affecté d'un tremblement général provoqué ou entretenu par l'abus des boissons alcooliques. Il éprouve de la gêne dans la respiration, et sa dyspnée, d'ailleurs peu intense, paraît symptomatique d'un emphysème pulmonaire et d'un catarrhe bronchique. Quant à la lésion accidentelle, elle résulte d'une chute et d'un écrasement des cuisses par la roue d'une voiture légère, qui n'a déterminé ni fracture ni accident sérieux, mais seulement une double contusion avec ecchymose étendue aux deux membres.

Le malade était en traitement depuis quelques jours, lorsqu'on découvre, dans la partie postérieure du flanc gauche, une tumeur arrondie, du volume de poing, molle, indolente, élastique au toucher, sonore à la percussion, réductible enfin et constituant, par ses caractères particuliers comme par son caractère anatomique, une hernie lombaire présumée entéro-épiploïque.

L'origine de cette tumeur datant de trois ans, a été un violent coup de poing, asséné dans le flanc gauche, dont les parois, éraillées peut-être ou affaiblies, ont favorisé vers cette région la saillie d'une anse intestinale.

Jamais la hernie n'a provoqué de douleur, ni de trouble dans les fonctions digestives, si ce n'est quelques coliques légères et de courte durée soit par de la constipation, soit par des écarts de régime.

L'application d'un brayer avait été prescrite d'abord par M. Réveil, de Nîmes, qui avait, le premier, parfaitement reconnu la tumeur herniaire, mais son volume, sensiblement diminué d'abord par le bandage, avait, à sa suppression, pris un développement nouveau. C'est pourquoi M. Bouisson fait faire un appareil spécial, qui, bien approprié à cette hernie, la maintient définitivement réduite.

Une large ceinture élastique à trois boucles et munie d'une pelote à plaque métallique, forme cet appareil, qui permet au malade d'être évacué ensuite de l'Hôtel-Dieu sur l'Hôpital général de Montpellier.

Observation XIII

Hernie lombaire gauche traumatique. Recueillie par M. Sistach, médecin major de l'armée, dans son service de chirurgie à l'hôpital militaire de Constantine, et publiée en 1867 dans le *Recueil des mémoires de médecine militaire*, tom. XIX de la 3e série.

Un ouvrier mineur de l'armée d'Afrique, âgé de 46 ans, est renversé, le 13 mai 1866, par l'éboulement d'un monceau de terre schisteuse, tombé sur lui d'une hauteur de six à sept mètres. Il en a tout le côté gauche couvert, depuis le cou jusqu'aux pieds et demeure comme enseveli sous cette masse, d'où il est retiré quelques minutes après. Une vaste contusion et quelques excoriations ou plaies superficielles se montrent sur toute l'étendue du côté correspondant de la poitrine et de l'abdomen, avec un vaste épanchement sanguin dans la région du flanc. Le blessé transporté à l'hôpital civil y reçoit les soins nécessaires, mais à l'épanchement du sang succède un foyer purulent, dont l'ouverture ne se cicatrise que deux mois après la sortie de l'hôpital. C'est alors qu'au même niveau se manifeste une tumeur du volume du poing, saillante, dans la position verticale, et dépressible ou spontanément réductible, dans la position horizontale. Le médecin consulté prescrit l'application d'une ceinture qui maintient la tumeur réduite et permet à l'ouvrier mineur de reprendre son travail.

Mais des douleurs rhumatismales le font entrer à l'hôpital militaire, où M. Sistach l'examine attentivement et constate l'existence d'une hernie lombaire gauche de la grosseur d'un poing, molle, réductible par la pression, placée entre la crête de l'os iliaque et la fausse côte. Le diagnostic est si clairement établi, qu'il ne laisse aucun doute sur l'existence de la hernie lombaire et se confirme d'ailleurs entièrement, par la réduction facile de la tumeur et par son maintien à l'aide d'un bandage circulaire, qui prévient tout accident ou les moindres troubles digestifs.

Observation XIV.

Hernie lombaire gauche. Observée par M. le professeur Hardy dans son service à l'hôpital Saint-Louis en 1869. Communication faite à l'Académie le mois de mars même année.

Jeanne B... 30 ans, modiste, rue des Recollets, 7.

Entrée le 14 janvier dans la salle Saint-Jean de l'hôpital Saint-Louis, pour une paraplégie syphilitique incomplète, de laquelle je ne parlerai pas. Cette malade, d'une assez bonne constitution, a toujours été bien portante jusqu'à ce qu'elle eût contracté la syphilis. Elle n'a pas eu la coqueluche pendant l'enfance ; elle n'est pas sujette à s'enrhumer, elle a eu un enfant à 18 ans. Ses parents n'avaient pas de hernies.

Quelque temps après son entrée, elle fit de violents efforts pour vaincre une constipation opiniâtre qui se rattachait à la paraplégie, et c'est alors qu'elle s'aperçut de la présence d'une tumeur dans la région lombaire gauche en éprouvant en même temps une douleur dans le flanc, avec sensation de craquement. Cette tumeur examinée avec le plus grand soin par M. le professeur Hardy, de 8 centimètres de diamètre, est située dans la région lombaire gauche, au dessus du bord supérieur de l'os iliaque, à trois travers de doigt de l'épine iliaque antérieure et supérieure. Elle est sous-cutanée, à base large, hemi-sphérique, à peu près de la grosseur du poing. Elle est molle, indolente, sans changement de couleur à la peau, sans fluctuation, dépressible sous la main, très sonore à la percussion, facilement réductible avec un bruit de gargouillement caractéristique, reparaissant par la toux ou par un effort quelconque. Cette tumeur rentre facilement et complètement mais elle reparaît même dans le repos au lit par un effort de toux qui communique une impulsion à la main placée sur la tumeur. Après la réduction de la tumeur on constate un intervalle triangulaire dont la base en forme de gouttière est formée par le bord supérieur, échancré dans cet endroit, de l'os iliaque.

La malade digère bien et se plaint seulement de quelques coliques. Cette malade n'a pas d'autre hernie, cependant on constate le même intervalle triangulaire dans la région lombaire opposée.

Observation XV

Hernie lombaire observée par M. Larrey, à l'hôpital militaire du Val de Grâce, dans son service de clinique chirurgicale, et présentée à l'Académie de médecine dans la séance du 9 mars 1869, publiée dans ses recherches et observations sur la hernie lombaire.

M. B..., sous-lieutenant au 3e régiment d'infanterie de marine, en 1851 avait 30 ans alors, de l'embonpoint et une constitution robuste, exempte de toute maladie antérieure, en rapport avec l'affection chirurgicale qui réclamait nos soins, et dont voici l'origine. Il avait été atteint, le 21 juillet 1849, dans un combat au Sénégal, d'un coup de feu tiré par un nègre en embuscade, à quelques pas de distance. La balle ayant pénétré par la région épigastrique, un peu au-dessous de l'appendice xiphoïde, sur le bord gauche de la ligne blanche, paraissait avoir traversé l'abdomen, sinon dans sa cavité, du moins dans ses parois, d'avant en arrière, suivant une direction oblique, de haut en bas, et s'était arrêtée sous les téguments, vers le bord externe de la région des lombes, au niveau de la deuxième vertèbre lombaire.

La sensation instantanée de cette blessure avait été celle d'une contusion violente du ventre, avec suspension passagère de la respiration et chute immédiate sur le côté, mais sans perte de connaissance. Secouru aussitôt, le blessé fut transporté à l'ambulance, où la plaie de l'abdomen fut explorée, par l'introduction d'une sonde à une assez grande profondeur, sans qu'un pansement provisoire pût être fait. M. B... dut même se rendre à bord, seul et à pied, parce que tous les hommes étaient retenus au combat. La blessure n'avait donné lieu du reste qu'à un très faible écoulement de sang ; mais la boisson injectée auparavant dans l'estomac (de la limonade) provoqua bientôt des vomissements, qui se reproduisirent chaque fois que la moindre quantité de tisane était avalée. Ce fut à tel point, que, pendant un mois, le blessé dut être soumis à une diète absolue d'aliments liquides.

Une nouvelle exploration de la plaie, faite par le chirurgien du bord, lui fit reconnaître la présence du projectile et sa mobilité sous la peau de la région lombaire. Une contre-ouverture superficielle suffit pour en opérer l'extraction immédiate. La balle s'était déformée, en brisant et entraînant dans son trajet l'épinglette avec sa chaîne, dont les fragments multiples furent sucessivement rejetés par la suppuration.

Réduit par un régime sévère à une faiblesse et à une émaciation extrêmes, M. B... fut sans doute redevable à cet état de la guérison d'une blessure aussi grave. Celle-ci fut même considérée comme incurable par le chirurgien de l'expédition et par M. Chassagnol, chirurgien en chef.

La suppuration établie, dès le troisième jour, par les deux plaies, fut beaucoup plus abondante par celle de sortie que par celle de l'entrée, qui se cicatrisa même, au bout d'une quinzaine de jours. Les corps étrangers trouvèrent tous leur issue par la plaie lombaire, jusqu'à un morceau de drap qui en fut expulsé, après deux mois de suppuration. Mais il n'y eut aucune parcelle d'os éliminée.

Réduite enfin à un pertuis fistuleux, cette plaie permit au blessé de sortir de l'hôpital de l'île de Saint-Louis, où il avait été transporté du bord, et elle parvint bientôt après à une complète cicatrisation.

Les suites de cette blessure furent d'abord des douleurs assez vives dans tout son trajet, provoquées par les changements de temps, et quelquefois devenues telles, que la respiration en était momentanément gênée.

M. B.... au bout d'une année, avait repris des forces et un peu de son embonpoint, par une alimentation suffisante, lorsqu'en mars 1850, faisant un effort des reins pour porter le corps en avant, il éprouva tout-à-coup dans la région postérieure, un peu au dessus et en avant de la cicatrice de la région lombaire, une sensation insolite qui lui fit reconnaître, pour la première fois, l'existence d'une tumeur bien prononcée.

Cette tumeur, offrant à peu près le volume d'un petit œuf de poule, avait une consistance assez ferme, quoique dépressible et assez facilement réductible sous la main. Elle tendait d'ailleurs à s'affaisser spontanément et à disparaître, sous la seule influence d'une attitude différente telle que le décubitus sur le côté opposé. M. B...., préoccupé de la manifestation de cette tumeur, la fit examiner par son chirurgien, qui l'envoya de nouveau à l'hôpital de la marine de Saint-Louis du Sénégal.

On supposa d'abord que c'était un abcès : des cataplasmes furent appliqués et déjà il était question d'une ouverture avec le bistouri, lorsqu'un examen plus attentif fit voir qu'il ne s'agissait pas d'une tumeur purulente. Mais alors les chirurgiens, réunis en consultation, furent d'opinion différente, quoique s'accordant sur l'existence d'une hernie ; l'un pensa qu'elle était formée par le poumon, une autre par l'intestin, un troisième par l'épiploon.

En conséquence et quoi qu'il en fût, on appliqua sur cette hernie bien réduite un bandage contentif en toile de coutil, muni d'une pelote de charpie pour maintenir la réduction. Le premier effet produit par cette compression fut de provoquer le vomissement des substances alimentaires ingérées peu d'instants auparavant.

Le malade se débarrassa aussitôt de cet appareil, mangea de nouveau et ne vomit plus, mais pour tromper le médecin, il se contentait de remettre le bandage en place, au moment de la visite. Une vingtaine de jours se passèrent ainsi, pendant lesquels la tumeur, sans augmenter de volume, devenait plus saillante momentanément sous l'influence de la toux, de la défécation et des efforts. Le malade sortit de l'hôpital et put reprendre son service, d'ailleurs plus pénible, en se contentant de maintenir la tumeur à peu près réduite, à l'aide d'un bandage ordinaire de hernie abdominale.

Rappelé en France et envoyé à Metz, M. B... se fit visiter à l'hôpital militaire par MM. Hénot et Scantelhen. Le premier crut que la hernie était formée par l'estomac, le second par l'intestin. Une ceinture en caoutchouc munie d'une pelote compressive ne put être supportée à demeure sans provoquer de nouveau des vomissements. Le malade quitta bientôt Metz, vint à Paris et entra, le 1er octobre 1851, au Val-de-Grâce, dont j'étais alors le chirurgien en chef.

Après avoir interrogé longuement cet officier sur les antécédents que je viens d'exposer, et qui furent racueillis dans tous leurs détails par mon ancien élève et aide de clinique M. Onésime Lecomte (aujourd'hui médecin principal à l'armée d'Afrique), nous procédâmes à l'examen attentif de l'état local du malade, dont l'état général était d'ailleurs satisfaisant, et voici le résultat de cette exploration :

A la région épigastrique, entre la ligne blanche et le rebord des fausses côtes du côté gauche, existait une cicatrice légèrement déprimée, un peu oblongue, de deux centimètres environ d'étendue, insensible à la pression, mais douloureuse, quelquefois jusque dans la direction de l'autre cicatrice, sous l'influence des changements de temps. A la partie postérieure, inférieure et latérale gauche du tronc, vers le côté externe de la région lombaire existe cette autre cicatrice, ovalaire, déprimée, offrant l'aspect d'une cicatrice de plaie d'arme à feu, bien que l'extraction du projectile eût nécessité, en ce point, une contre-ouverture. Cette cicatrice est encore moins douloureuse que la précédente.

Au-dessus de cette cicatrice lombaire surgit une tumeur siégeant au niveau du rebord postérieur des dernières côtes, située un peu obliquement, de forme ovalaire, excédant le volume de la moitié d'un gros œuf de poule, susceptible par les efforts d'expulsion, d'un grossissement visible et palpable. La surface de la tumeur est parfaitement lisse, sans aucune modification de la peau, qui a conservé sa couleur et sa souplesse normales. Sa consistance, à la palpation superficielle, est molle, dépressible et même susceptible de s'effacer entièrement. Une pression plus forte, non-seulement réduit la tumeur comme une hernie et la maintient réduite sans que la main reste en place, mais il semble qu'une ouverture profonde, irrégulièrement arrondie, formant presque un anneau fibreux, constitue l'orifice d'un véritable canal, à travers lequel un organe ferait hernie. Le doigt éprouve, de plus, dans cette exploration, le contact d'une petite masse globuleuse qui semble se pelotonner et s'affaisser, pour rentrer dans son ouverture. La pression par glissement fournit mieux encore cette sensation. Ce n'est pas cependant tout à fait la consistance pâteuse d'une épiplocèle, et ce n'est pas non plus la consistance élastique d'une poche ou d'une anse intestinale, quoique le malade ait cru sentir des gargouillements dans la tumeur.

Il n'annonce du reste ni coliques, ni hoquets, ni envies de vomir, soit habituellement, soit même lorsque la tumeur est soumise à des pressions directes. La percussion avec le plessimètre, sauf expérience plus exercée, donne de la matité dans tous les points. L'auscultation au stéthoscope ne fait entendre aucune espèce de bruit particulier. L'inclinaison du tronc sur le côté droit ou opposé tend à affaisser et à faire disparaître la tumeur presque totalement. La pression exercée dans cette attitude perçoit à peine la sensation précitée, qui se rapporterait encore à quelques pelotons graisseux ou à une frange épiploïque, d'après le frottement, plutôt qu'à tout autre organe. Ajoutons qu'au moment de l'ingestion d'une certaine quantité de liquide dans l'estomac, aucune modification ne se présente dans la tumeur. Celle-ci enfin aurait augmenté de volume, d'après le dire du malade, avec le développement progressif de son embonpoint.

De tous les renseignements qui précèdent, et de l'exploration attentive de cette tumeur, il résulte pour nous qu'il s'agit là, évidemment, d'une hernie lombaire, mais non d'une hernie de l'estomac, ni exclusivement d'une hernie de l'intestin, tandis que ce serait plutôt, selon toutes les probabilités, une hernie de l'épiploon, avec adhérence ou pénétration partielle d'une anse intestinale.

L'indication était fort simple, mais d'une application assez difficile. Il importait de maintenir la tumeur réduite, à l'aide d'un bandage spécial, assez solide et assez contensif pour que son élasticité ou les efforts de la toux ne pussent le déplacer, en provoquant la reproduction de la hernie.

Je l'ai fait examiner par plusieurs chirurgiens, notamment par Vidal (de Cassis), par mon ami le professeur Sédillot, et par notre collègue M. Demarquay, dont j'appelle le souvenir. Leur opinion, formulée d'abord diversement sur les parties herniées, s'est ensuite rangée à la nôtre.

La fabrication du bandage a nécessité plusieurs modificatious pour le rendre défitivement efficace et supportable, au moyen d'une ceinture fixée à la base de la poitrine.

M. B.... quitta le Val-de-Grâce, dans ces bonnes conditions, pour retourner aux colonies, dont il a supporté, pendant plusieurs années encore, le dangereux climat, au milieu de foyers épidémiques. Mais sa vigoureuse constitution fut atteinte par les effets de la pléthore et de l'obésité. Il mangeait énormément, buvait beaucoup et était devenu tellement gras, qu'il respirait avec peine et avait souvent de violentes quintes de toux.

Ce fut dans l'un de ces accès qu'apparut une hernie nouvelle, vers le niveau de la cicatrice de la région épigastrique, en même temps que l'ancienne hernie lombaire, dont la réduction néanmoins fut encore maintenue.

M. B...., dans le courant du mois d'août 1859, se trouvait aux environs de Cayenne, lorsqu'il fut pris d'une fièvre pernicieuse algide et succomba, malgré les soins les plus affectueux et les plus éclairés que lui prodigua M. J. Mayer, aujourd'hui médecin en chef de la marine à Brest.

C'est à l'obligeance de cet honorable confrère que je dois ces derniers renseignements, complétés par le résultat de l'autopsie. Elle fit reconnaître une abondance considérable de graisse, à toute la surface du corps, dans l'épaisseur des muscles et dans les intestins de tous le viscères ; une sorte de phlébectasie des grosses veines, gorgées de sang ; une dépression notable entre l'épigastre et l'ombilic, avec la cicatrice d'une plaie ancienne ; une distension très grande de l'estomac, avec dilatation des orifices cardiaque et pylorique ; une hypertrophie énorme du foie, plus encore de la rate, et une surabondance de tissu adipeux dans toute l'étendue de l'épiploon, dont une portion formait la hernie lombaire.

Quant au trajet de l'ancienne blessure, il offrait une particularité notable qui a fixé l'attention de M. Mayer, c'est que les parois abdominales hypertrophiées par la graisse paraissaient avoir été seules traversées par le projectile, sans lésion, du moins appréciable, d'aucun organe.

Observation XVI

Présentée par M. le Dr Marquez à la Société médicale du Haut-Rhin. Séance du 17 octobre 1869. *Gazette médicale* de Strasbourg 1869, N° 20, p. 274.

Marianne K...., pensionnaire de l'Asile des vieillards, mois de juin 1869, après avoir passé quelques heures à faire de l'herbe pour les bestiaux de la maison, a ressenti en faisant un effort pour enlever la charge qu'elle venait de préparer, un point de côté qui est devenu de plus en plus douloureux, s'est accompagné de malaises, de coliques, de nausées et d'un état croissant d'anxiété. La sœur de service est effrayée de cet appareil symptomatique, elle croit à l'explosion de quelque maladie grave de la poitrine, et elle me fait appeler d'urgence.

A mon arrivée, Marianne, qui avait eu hâte de se mettre au lit, est couchée sur le dos, les genoux relevés, la tête inclinée en avant et vers l'épaule gauche, la figure fatiguée et peut-être pâlie, les mains pressées sur le côté gauche, le ventre couvert de lignes chauds qu'elle avait demandés en s'alitant. Ce n'est ni l'aspect ni le décubitus d'une personne atteinte de ce que l'on avait soupçonné ; d'autre part la malade s'empresse de me dire que « cela commence à mieux aller ; elle pense que cela va passer. » Ses mains, pressées l'une sur l'autre, semblent comprimer le flanc gauche ; je les écarte, et je constate là, entre la crête de l'os des îles et le rebord des fausses côtes, la présence d'une tumeur plus grosse que le poing, faisant saillie sous une peau saine et médiocrement tendue ; au palper, cette tumeur est mollasse, à sa surface, plus résistante, élastique dans la profondeur, à sa base, ou plutôt à son collet ; je l'embrasse des doigts..., je presse un peu... un glouglou se fait..., et j'ai achevé de réduire une hernie, *une hernie lombaire*, qui était déjà en voie de rentrer sous l'influence de la position prise par la malade, et d'un taxis instinctif que celle-ci avait mis en œuvre dès les premiers moments. Ce résultat obtenu, un lavement est prescrit ; en cas d'insuffisance d'effet, un laxatif sera administré.

Le lendemain, Marianne se levait et consentait à porter, en guise de bandage, une ceinture de toile destinée à soutenir et à renforcer le flanc où s'étalait la masse irréductible mollasse et pâteuse, parfaitement indolore, d'un vieux sac épiploïque, à l'orifice duquel s'était fait prendre, la veille, une anse intestinale.

En ce qui concerne le cas actuel, dit M. Marquez, je soupçonne que c'est à l'influence de grossesses qui ont distendu outre mesure les parois abdominales, à la suite de travaux pénibles, que Marianne K... a dû, il y a cinq ou six ans, avant son entrée à l'Asile, la hernie sus-iliaque ou costo-iliaque dont nous venons de constater l'existence. Marianne avait alors ressenti, à plusieurs reprises, du malaise en même temps que de la gêne et de la douleur dans le côté gauche ; en y portant la main, elle a rencontré une grosseur qui diminuait par le repos au lit et reprenait volume dans la station debout. Cela lui a paru singulier, mais elle n'y a pas autrement pris garde. A quelque temps de là, des coliques et des vomissements sont survenus ; trois jours durant, ils ont persisté, et tenu notre femme bien souffrante. Peu à peu le calme s'est rétabli, et, de l'orage qu'elle venait de traverser sans se douter du danger qu'elle avait couru, Marianne n'a conservé que le souvenir. Du reste, depuis l'accident dont je viens de parler, et qui date donc de cinq à six ans, jusqu'à celui du mois de juin de cette année, il ne s'est rien produit de particulier, la tumeur est restée toujours irréductible, toujours semblable à elle-même, presque toujours indolente, quelquefois, mais très rarement, un peu incommode.

Observation XVII

M. le Dr Friponel (1) père, déclare que la communication qui vient d'être faite par M. Marquez lui remet en mémoire une hernie du flanc observée par lui, il y a quelques années, sur une fille, servante de campagne. Il s'agissait, avait-on dit, en requérant l'assistance du médecin, d'un point de côté très douloureux, accompagné de coliques et de vomissements. Après examen de la malade, M. Friponel reconnut au côté droit, dans la région lombaire une hernie étranglée : il parvint à en opérer la réduction. L'année suivante, nouvel étranglement et nouvelle réduction de cette hernie lombaire.

Le porter régulier d'une ceinture et la précaution de ne point faire d'effort excessif, ont prévenu jusqu'ici le retour de semblable accident.

Observation XVIII

Hernie lombaire gauche. Observation de M. le Dr Levy. Publiée dans la *Gazette médicale* de Strasbourg. 1869, n° 23, p. 275.

Une vieille fille de la campagne portait depuis longtemps dans le flanc gauche, à la hauteur du triangle de J. L. Petit, une her-

1. Dr Friponel. *Gazette médicale* de Strasbourg. 1869. n° 23, p. 275.

nie qui était environ de la grosseur d'une pomme, molle, bosselée et très facilement réductible ; cette hernie n'avait jamais donné lieu à des accidents sérieux, mais elle avait souvent causé de la gêne, des douleurs attribuées jusqu'alors à un vieux lum bago.

Observation XIX

Hernie lombaire gauche, observée par M. le professeur Duplay à l'hôpital de la Pitié en 1872 (publiée par M. le Dr A. Rigodin dans sa thèse, Paris 1872).

Vieillard Jeanne, veuve Lebaut, âgée de 68 ans, entre le 22 mars 1872, à l'hôpital de la Pitié, salle Saint-Augustin, n° 18.

Cette femme a reçu à l'âge de huit ans un violent coup de pied dans la région lombaire gauche. Six semaines environ après cet accident, il se forma un abcès qui s'ouvrit spontanément, et resta fistuleux pendant six mois, avant de se cicatriser définitivement.

A l'âge de trente ans, la malade se maria et eut cinq enfants. Les couches furent normales et à aucune époque on ne constata dans la région lombaire la présence d'une tumeur.

Pendant le siège de Paris, la malade devint veuve, souffrit toutes sortes de privations, et contracta une bronchite qui exigea un séjour au lit de plusieurs mois, en même temps qu'elle détermina un amaigrissement considérable. Depuis lors, la santé ne s'est jamais rétablie complètement. La malade tousse constamment et est souvent obligée de s'aliter.

Cinq semaines après le début de la bronchite, la malade observa la présence d'une tumeur siégeant dans la région lombaire gauche. On constata en effet, dans cette partie de la paroi abdominale, une tumeur située en dedans de la cicatrice enfoncée qui résulte de l'abcès dont la malade a été atteinte, dans son enfance.

Elle mesure 14,5 centimètres, dans son diamètre vertical et 13 centimètres dans son diamètre transversal, la peau glisse librement, à sa surface, lisse, élastique, sonore à la percussion. Cette tumeur est réductible sous la moindre pression, et fait entendre, en se réduisant, un bruit de gargouillement que perçoivent les doigts et l'oreille, cette réduction s'opère d'ailleurs spontanément dans le décubitus sur le ventre. On constate alors qu'il ne reste aucun sac, aucun appendice graisseux; que les doigts arrivent directement sur la crête iliaque, et qu'il existe au-dessus du bord supérieur de cet os, une dépression profonde dans laquelle s'enfoncent les extrémités des doigts.

On peut également sentir avec facilité le bord inférieur de la dernière côte, limitant en haut cette dépression. La tumeur se reproduit au plus léger mouvement, dès que la contention formée par les doigts vient à disparaître. Cette reproduction de la tumeur sous l'influence de la toux s'accompagne d'un bruit de gargouillement.

Enfin, la malade ne présente aucun trouble du côté des fonctions digestives; elle éprouve seulement de la sensibilité, de la gêne, en rapport avec le volume de cette tumeur. A l'aide d'une ceinture bouclée, et munie d'une pelote appropriée, la contention de la tumeur est assurée, et la malade a quitté l'hôpital vers la fin du mois de mai.

Observation XX

Hernie lombaire recueillie par M. Rigodin dans le service de M. le professeur Broca à l'Hôpital des Cliniques (publiée thèse de Paris 1872).

Breton, âgé de 70 ans, taille 1m 65 cent., imprimeur en taille douce, assez bonne santé, n'ayant d'autres antécédents morbides, qu'une bronchite il y a deux ans, et deux hernies inguinales, l'une à droite descendant jusqu'au bas du scrotum (oschéocèle) l'autre à gauche, limitée au pli de l'aine (bubonocèle), survenues toutes les deux il y a vingt-cinq ans, en faisant un effort pour se lancer à l'eau. Le malade porte un bandage à double pelote. Veines et ulcères variqueux aux deux jambes. Pas de hernie chez les ascendants, mais prolapsus utérin chez la mère, qui portait un pessaire. Son père a été atteint à 72 ans, d'une hernie inguinale en se livrant à des efforts de défécation.

Le 2 juin 1872, le malade fit une chute en descendant l'escalier de sa maison, et sa région lombaire gauche porta sur l'angle d'une marche ; relevé immédiatement, il fut porté sur son lit où il resta une partie de la journée en se plaignant d'une vive douleur à l'endroit frappé, il se leva dans l'après-midi, mais il ne put marcher. Il n'avait absolument aucune trace de contusion. Le lendemain matin, le malade sentit avec sa main et sa femme constata, par la vue et le toucher, une petite tumeur à l'endroit même qui avait porté dans la chute. Au bout de trois jours ne pouvant reprendre son travail, il se décida à entrer à l'hôpital des Cliniques, dans le service de M. Broca.

A notre examen, le 9 juin, le malade présente, au niveau de la région lombaire gauche, une petite tumeur ovoïde, assez semblable, pour la forme et le volume, à une moitié d'œuf de poule dont le grand diamètre est transversal. Cette douleur siège à 4 1/2 cent. des apophyses épineuses, à peu près au milieu de l'espace ilio-costal, qui mesure chez cet homme, 8 cent. de hauteur, mais plus près des côtes, au niveau de l'apophyse épineuse, de la dernière vertèbre lombaire, et à 14, 5 cent. de l'épine iliaque antéro-supérieure, le grand diamètre de la tumeur est de 7 cent., le petit de 4 cent.

Sans changement de coloration à la peau, qui est mobile au-dessus, à peu près mate à la percussion, molle et élastique au toucher, cette tumeur présente son plus gros volume quand le malade est placé dans le décubitus antérieur, avec plusieurs oreillers sous le ventre, surtout si on lui fait faire à ce moment une longue inspiration ; et son moindre volume quand il est couché sur le côté droit. Dans ce dernier décubitus la tumeur pressée par les doigts fuit en haut, en avant, et diminue de volume. Dans toutes les positions si on fait tousser le malade, ou s'il fait une forte inspiration, on voit la tumeur saillir en arrière.

A la pression, cette tumeur n'est pas douloureuse, mais la partie située au-dessous, surtout le rebord de la crête iliaque qui a porté dans la chute est très sensible.

Le malade n'a éprouvé ni coliques ni nausées, ni vomissements, les selles sont régulières, son appétit est cependant diminué, il se sent, dit-il, l'estomac embarrassé.

Quand on soulève le bras gauche du malade, le grand diamètre de la tumeur cesse d'être transversal et devient oblique du haut en bas et du dehors en dedans ; c'est-à-dire que le bord externe se relève. Il faut conclure de là, ou bien que la tumeur placée sous le grand dorsal est entraînée avec lui dans son mouvement d'ascension ; ou bien, ce qui semble compréhensible, que la tumeur est engagée entre les fibres de ce muscle qui auraient été déchirées dans cette chute, cela paraît d'autant plus admissible que le grand dorsal est peu développé et que ses fibres sont molles, flasques et peu résistantes, comme tout le système musculaire de cet homme.

Si on enfonçait une aiguille au niveau du maximum de saillie de la tumeur elle perforerait le grand dorsal à 8 centimètres en dehors des apophyses épineuses, c'est-à-dire 4 ou 5 centimètres environ de son bord interne, et pénétrerait entre le bord postérieur des deux obliques, en dehors, et le bord antérieur du carré des lombes en dedans, c'est-à-dire dans un espace triangulaire où le péritoine n'est séparé du grand dorsal que par le muscle transverse.

M. Broca a fait mouler la région dorsale et lombaire de cet homme pour représenter au musée Dupuytren une affection aussi rare. Il fit donner au malade une ceinture en cuir ordinaire bouclée, mais sans pelote, qui, en maintenant sa hernie, a permis à ce malade de reprendre son travail. Il a quitté l'hôpital le 18 juin.

Observation XXI

Publiée par le Dr Coze, professeur à la faculté de médecine de Nancy dans la *Revue médicale de l'Est* 1874, t. I, p. 408.

Le nommé R. Pierre, au 1er régiment du train d'artillerie, entre le 29 juillet 1871 à l'hôpital militaire de Perpignan atteint d'une petite tumeur siégeant dans la région lombaire droite.

R... est d'une constitution robuste, n'est porteur d'aucune hernie abdominale ou autre. Il ne peut dire s'il a quelque parent rapproché atteint de hernie et ne sait à quelle cause attribuer la petite tumeur qu'il porte. Il ne se souvient pas d'avoir fait un effort exagéré ; il a senti en arrière dans le flanc droit une petite tumeur non douloureuse, sans savoir depuis combien de temps elle existe.

État local. — Je constatai dans la région costo-iliaque droite, vers le sommet du triangle de Petit, une saillie ayant la forme et la grosseur de la moitié d'un œuf de poule, le grand diamètre étant dans le sens vertical, la peau sans changement de couleur et sans adhérence à la tumeur.

La tumeur, qui est molle, sans présenter la sensation absolue de fluctuation, est réductible lorsque le malade s'incline en avant ou se couche sur le côté gauche. Dans la station la tumeur n'est pas complètement réductible et n'augmente pas sensiblement dans les efforts de la toux. Il m'a bien semblé avoir sous les doigts la sensation des fibres musculaires. Je posai avec réserve le diagnostic de hernie musculaire, me souvenant d'un cas de hernie lombaire ayant fait suite à une hernie musculaire et observé par moi il y a une vingtaine d'années sur un garçon boulanger.

Je me bornai, après avoir maintenu la hernie réduite par position, à enduire sa surface avec du collodium, sur lequel fut appliqué un tampon d'ouate, des compresses et un bandage contentif.

Le 6 août. — R... fut envoyé dans sa famille avec un congé de convalescence de trois mois.

Le 10 novembre. — R..., de retour au corps et ne pouvant reprendre son service, fut envoyé à l'hôpital.

Je constatai alors dans la région lombaire droite (costo-iliaque), à la place occupée par la hernie musculaire, une tumeur large, hémisphérique, mesurant de 12 à 14 centimètres de diamètre, molle au toucher, ne présentant aucun changement de couleur à la peau et facilement réductible, avec un bruit de gargouillement manifeste ; après réduction, on sentait parfaitement un rebord circulaire coupant, résistant et constitué par une aponévrose.

La partie herniée paraissait être une anse intestinale, que son volume pouvait permettre d'attribuer au colon ascendant. La tumeur herniaire, dont le diamètre vertical correspond en bas à l'os iliaque et en haut aux côtes occupe exactement le triangle de J. L. Petit agrandi.

Le diagnostic étant confirmé, R... fut réformé comme impropre au service.

Observation XXII

Publiée par Dr Coze, dans la *Revue médicale de l'Est* 1874, t. 1, p. 409.

D... Justin, cavalier, premier régiment du train d'artillerie, entre le 27 juillet 1871 à l'hôpital militaire de Perpignan, porteur d'une petite tumeur siégeant dans la région lombaire droite.

Cet homm est d'une bonne constitution, pas de hernieux dans sa famille. La petite tumeur dont il se plaint date, suivant son dire, d'une quinzaine de jours et s'est produite sans cause appréciable. Le médecin du corps, croyant avoir affaire à un abcès froid, donna un coup de bistouri sans résultat, si ce n'est un léger écoulement de sang.

Etat local. — Je trouve dans la région costo-iliaque droite vers le sommet du triangle de Petit une petite tumeur oblonge dans le sens vertical et mesurant 6 centimètres environ sur 4. Au centre se trouve la cicatrice linéaire du coup de bistouri. La petite tumeur est réductible par la flexion du tronc en avant et le décubitus latéral gauche, je n'éprouvai pas, au moment de la réduction, la sensation caractéristique de la rentrée d'une hernie, il me semblait plutôt avoir sous les doigts une petite masse musculaire. La réduction ne se maintient pas et la tumeur n'est nullement augmentée par les efforts de la toux, etc. Tout en réservant l'avenir, comme dans le cas précédent, je portai le diagnostic hernie musculaire.

Le 6 août D... muni d'un appareil contentif fut envoyé en congé de trois mois comme convalescent.

A son retour au régiment M. Coze l'a examiné de nouveau et il a trouvé la tumeur herniaire plus grande, réductible, avec le bruit caractéristique de gargouillement, etc. enfin tout-à-fait comme dans le cas cité dans l'observation précédente. D... est rentré dans ses foyers, son service militaire étant terminé.

Observation XXIII (1).

Hernie lombaire gauche. Leçon clinique de M. le professeur Gosselin, faite à l'hôpital de la Charité, recueillie par M. Assaky, interne du service, et revue par le professeur (Publiée dans la *Gazette médicale* de Paris 10. 5 mars 1881.

X.., homme âgé de 55 ans, cocher, d'une bonne santé générale, qui n'a jamais eu d'autre maladie que quelques rhumes de temps en temps. Vers l'âge de 15 ans, sa colonne vertébrale subit une incurvation latérale qui lui est restée ; il a une scoliose droite occupant la région dorsale et une partie de la région lombaire. Depuis cinq ou six mois notre malade est tourmenté par un gonflement un peu douloureux situé dans la région des reins à gauche, gonflement qui va et vient, qui est gênant et s'accompagne parfois de coliques irradiées dans le ventre, de malaises assez mal définis. Lorsqu'il tousse, qu'il marche ou qu'il est simplement fatigué d'être longtemps assis sur son siège, son côté lui fait mal et il est obligé, pour se soulager, de le soutenir, de le comprimer avec la main. En examinant la région on trouve en effet, le malade étant assis, une saillie arrondie, grosse comme une petite mandarine.

Mais cette grosseur, comprise entre la crête iliaque et les dernières fausses côtes en dehors, de la masse sacro-lombaire, n'a pas toujours le même volume. Elle augmente lorsqu'on fait tousser le malade, diminue et disparaît lorsque le malade se couche à plat ventre, pour reparaître de nouveau s'il fait un effort ou s'il s'assied sur son lit. Lorsque la grosseur est au dehors, on peut la faire disparaître entièrement en la comprimant avec les doigts et on a, pendant cette réduction, la sensation d'une surface lobulée qui craque légèrement à la manière de certains lipomes. A quelle sorte de tumeur avons-nous affaire ? Évidemment à une hernie.

On pourrait penser à un abcès par congestion, symptomatique d'un mal de Pott, surtout en présence de cette déviation de la colonne vertébrale. Mais nous savons, d'une part, dans quelles circonstances cette

1. Nous avons vu et examiné ce malade.

scoliose s'est développée, et d'autre part notre malade n'a jamais senti ces douleurs qui précèdent les abcès symptomatiques d'une ostéite ou d'une ostéo-arthrite vertébrale. La tumeur est plus facilement réductible que ne l'est un abcès par congestion ; cette collection purulente subit bien une ampliation pendant la toux, mais on ne parvient jamais à la faire disparaître d'une façon aussi complète que par la pression avec les doigts.

Nous ne retrouvons, ni dans les antécédents personnels, ni dans les antécédents héréditaires de notre malade des manifestations de la diathèse scrofuleuse, de la tuberculose et il n'est pas diabétique. Il n'a du reste plus l'âge des abcès par congestion. S'agirait-il d'un lipome ? La tumeur est lobulée et elle fait sentir, quand on la comprime, de petits craquements. Mais le lipome ne serait réductible que s'il faisait partie d'une hernie. C'est certainement le cas ici. Nous avons affaire à un lipome herniaire formé probablement par la sortie d'nn certain nombre de pelotons adipeux de l'atmosphère graisseuse du rein, et qui a entraîné un peu de péritoine ; dans ce sac vient se loger une quantité plus ou moins considérable d'intestin qui va et vient et occasionne au malade ces douleurs et ces malaises dont il se plaint. Cet homme a une hernie constituée par une portion d'intestin et une certaine quantité de graisse. Quelle est donc cette hernie et comment se fait-il qu'elle se produise dans un point où il n'existe ni ouverture ni trajet comme dans l'aîne ou la région crurale ?

La position de cette hernie est favorisée par une disposition anatomique particulière, propre à la région lombaire. Il existe en effet à ce niveau un triangle limité en dehors par le muscle grand oblique, en dedans par le grand dorsal et en bas par la crête iliaque ; dans cet espace triangulaire la paroi abdominale n'est constituée que par une toile musculo-aponévrotique assez mince, par les fibres quelquefois un peu éraillées du carré lombaire unies à l'aponévrose du transverse. Les hernies lombaires se font à travers ce point faible à l'occasion d'une rupture musculaire, d'un traumatisme ou sans cause connue.

Imp. A. Derenne, Mayenne. — Paris, boul. Saint-Michel, 52.

www.ingramcontent.com/pod-product-compliance
Ingram Content Group UK Ltd.
Pitfield, Milton Keynes, MK11 3LW, UK
UKHW021635260726
13994UKWH00003B/1200